MIGLIORAMENTO DELLA MEMORIA

Il Libro sulla Memoria per Incrementare la Potenza Cerebrale

-

Cibo e Sane Abitudini per il Cervello per Aumentare la Memoria, Ricordare di Più e Dimenticare di Meno

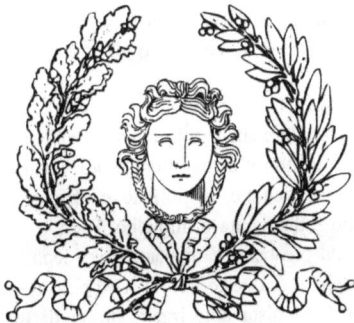

EDOARDO
ZELONI MAGELLI

MIGLIORAMENTO DELLA MEMORIA

ISBN: 978-1-80111-960-3 – Giugno 2020

Autore: Psicologo, Imprenditore e Consulente. Edoardo Zeloni Magelli, nato a Prato nel 1984. Nel 2010 subito dopo la laurea in Psicologia del Lavoro e delle Organizzazioni lancia la sua prima startup. Come Businessman è CEO di Zeloni Corporation, azienda di formazione specializzata in Scienze Mentali Applicate al Business. La sua azienda è il punto di riferimento per chiunque voglia realizzare una idea o un progetto. Come scienziato della mente invece è il padre della Psicologia Primordiale e aiuta le persone a potenziare le loro menti nel minor tempo possibile. Amante della musica e dello sport.

UPGRADE YOUR MIND → zelonimagelli.com

UPGRADE YOUR BUSINESS → zeloni.eu

INDICE

"Tutto sta nel sapersi dominare"

MARCUS TULLIUS CICERO

Introduzione

La nostra memoria è una di quelle cose che pensiamo sempre di dover migliorare, ma in realtà non interveniamo per fare nulla. Questo è abbastanza tragico, secondo me, perché il miglioramento della memoria è qualcosa che è facile da fare e non richiede abilità speciali o superpoteri. Eppure, è una di quelle cose che se padroneggiata assomiglia a una superpotenza.

A cosa sei disposto a rinunciare per ottenere una grande memoria? Tutti noi abbiamo familiarità con il detto "per ottenere qualcosa bisogna rinunciare a qualcosa". Di solito, questo evoca immagini di grande sacrificio e uno stile di vita da monaco. Bene, in questo caso, tutto ciò a cui bisogna rinunciare è il prezzo di questo libro e dei suoi predecessori in questa serie: *"Memoria Fotografica"* e *"Allenamento per la Memoria"*.

Naturalmente, dovrai dedicarci un po' di tempo. Tuttavia, la buona notizia è che non è necessario rinchiudersi in una stanza per esercitarsi specificamente in nessuna delle tecniche di questo libro. Beh, puoi farlo se lo desideri, ma non è necessario. Puoi fare tutte queste cose mentre vai avanti con la tua giornata.

La parte migliore di tutto ciò, come scoprirai, è che una memoria migliorata andrà a beneficio della tua capacità di acquisire una serie di abilità, oltre ad essere un punto di partenza per le conversazioni di gruppo. Abilità come la capacità di ricordare interi discorsi, fatti storici, imparare lingue straniere, risolvere i compiti quotidiani e così via. Ultimo ma non meno importante, ti mostrerò anche come una memoria potenziata, migliorerà i tuoi profitti, cioè mettendo più soldi nelle tue tasche.

Quindi cosa puoi aspettarti dalle pagine seguenti? Puoi trasformarti in un supergigante della memoria? Questo dipende da te. Le tecniche richiedono lavoro e molte persone si sabotano facendo troppo o troppo poco. Vacci piano e dai al tuo cervello un po' di tempo per adattarsi e recuperare il tempo perduto. Scoprirai che il detto "chi va piano va sano e va lontano" è molto appropriato quando si tratta di allenare la tua memoria.

Ricorda che avere una grande memoria è un'abilità. Come ogni altra abilità, è necessario esercitarla e praticarla.

Pensa alla tua memoria come a un muscolo che deve essere allenato. Se lo eserciti troppo si logora, e rischierai un infortunio. Se non lo eserciti, perde tono.

Concediti un adeguato riposo e rilassati. Non devi imparare queste cose in una notte. Se hai già praticato tecniche di miglioramento della memoria, allora avrai familiarità con alcune delle idee di questo libro. Tuttavia, ci sono un certo numero di tecniche più avanzate che illustrerò.

Lungo il percorso, imparerai anche come adattare le tecniche di memoria a situazioni specifiche, dall'usarle per ricordare i numeri, all'apprendimento di una nuova lingua.

Prima di tutto, però, è importante capire la fisiologia del tuo cervello. Quindi, senza ulteriori indugi, diamo un'occhiata prima a questo.

1. Come Funziona la Memoria

Siamo sempre stati indotti a credere che i nostri ricordi siano dei file che vengono archiviati in uno schedario che è il nostro cervello. Un'altra descrizione più moderna paragona il cervello a un supercomputer e i singoli ricordi come file memorizzati elettronicamente.

Tuttavia, date le recenti scoperte, la verità è che i nostri cervelli e i nostri ricordi sono ancora più complessi e difficili da comprendere attraverso tali metafore.

Comprendere i diversi tipi di memoria e come il nostro cervello decide di memorizzare qualsiasi cosa faccia è fondamentale per sviluppare le proprie capacità mnemoniche.

Biologia

In termini biologici semplici, i nostri ricordi sono semplicemente un gruppo di neuroni che si attivano insieme nel nostro cervello per ricreare un evento passato. Pertanto, quando ricordiamo un evento precedente, il nostro cervello non sta recuperando alcuni vecchi file dai suoi recessi, ma piuttosto ricreare l'intero evento accendendo i neuroni coinvolti (Ifc.unam.mx, 2019).

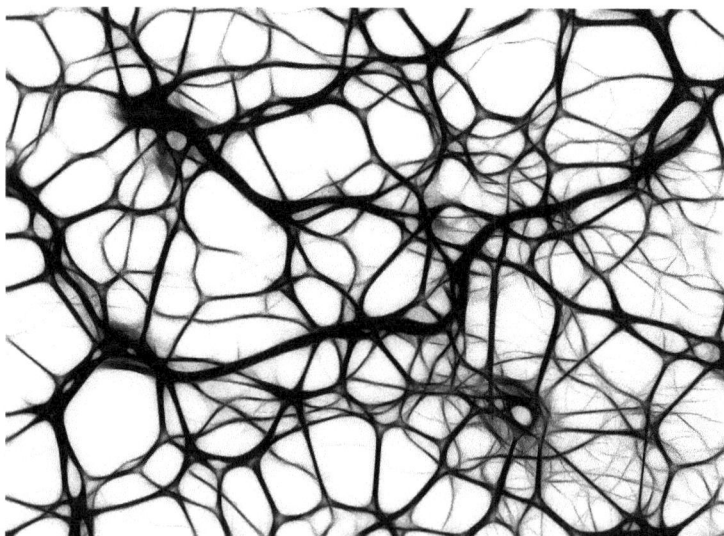

Come fa il cervello a ricordare quali neuroni si sono accesi in quel momento? Bene, questo non è del tutto noto o compreso. Ciò che è noto è che i processi di memoria e apprendimento sono collegati. Mentre l'apprendimento comporta l'attivazione di nuovi insiemi di neuroni e la costruzione di nuovi percorsi neuronali, il ricordo della memoria comporta l'attivazione di quelli vecchi.

Il processo di costruzione di nuovi percorsi neurali richiede necessariamente l'accensione di quelli vecchi e, quindi, non possiamo imparare senza alcuna forma di memorizzazione. Lo capiamo istintivamente. Prendiamo ad esempio il caso dell'apprendimento di una lingua straniera. Per progredire ulteriormente e apprendere complesse strutture grammaticali, è necessario prima memorizzare le lettere dell'alfabeto e i numeri.

Il lobo temporale nel nostro cervello è un'area importante per quanto riguarda i nostri ricordi (Ifc.unam.mx, 2019). Danni a questa porzione compromette la nostra capacità di imparare e ricordare le cose. Jetlag e stress sono alcuni dei fattori dello stile di vita che causano danni al lobo temporale se non controllati, per un lungo periodo di tempo.

I nostri ricordi non sono tutti uguali. Questo per dire che ci sono diversi tipi di ricordi che conserviamo in noi. La memoria a lungo termine è ciò che designiamo come "memoria" nel linguaggio quotidiano.

Modelli di memoria

Esistono due noti modelli di memoria che cercano di spiegare come le immagini e le informazioni vengono archiviate dentro di noi. Uno ha una struttura molto rigida e si chiama modello Atkinson-Shiffrin, dal nome degli scienziati che l'hanno proposto (Human-memory.net, 2019). Secondo questo modello, si pensa che la memoria abbia tre fasi: memoria sensoriale, memoria a breve termine e memoria a lungo termine.

In altre parole, tutte le informazioni iniziano come

memoria sensoriale, poi passano alla memoria a breve termine, prima di essere incorporate nella memoria a lungo termine. Questo modello suddivide ulteriormente la memoria a lungo termine in fasi. La memoria a lungo termine è divisa in memoria esplicita o cosciente e memoria implicita o inconscia. La memoria cosciente è ulteriormente suddivisa in altri due livelli a seconda che si cerchi di ricordare compiti o fatti.

Ora, non è necessario per i nostri scopi immergerci nel modello per capirlo. Piuttosto, è per mostrare quanto in profondità vanno i nostri ricordi e davvero, quanto poco li capiamo. Un rapido sguardo a questo modello rivelerà che non tiene conto di come si formano i ricordi subconsci e di come essi influenzano i ricordi e le decisioni coscienti.

Il secondo modello cerca di affrontare questo problema rimuovendo tutta la rigidità e spiega semplicemente l'apprendimento e lo sviluppo della memoria come un flusso dalla memoria cosciente a quella profonda (Human-memory.net, 2019). Questo modello è chiamato il modello dei livelli di elaborazione ed è stato proposto dagli scienziati Fergus Craik e Robert Lockhart. Le carenze di questo modello sono però evidenti per la sua incapacità di spiegare la memoria a breve termine rispetto a quella a lungo termine.

Ad ogni modo, possiamo concludere che esistono tre tipi di memorie: sensoriale, a breve e lungo termine. Quindi diamo un'occhiata a questi a turno.

Memoria Sensoriale

Questa forma di memoria si riferisce al mantenimento delle informazioni ricevute dai nostri input sensoriali. Le nostre impressioni sugli input sensoriali possono essere ignorate o riconosciute. Quando li riconosciamo, le informazioni passano nella memoria sensoriale. La decisione di ignorare o riconoscere è l'unica parte cosciente di questo ricordo, il resto funziona automaticamente.

È così che possiamo percepire le cose senza toccarle. Ad esempio, se vedi una tazza di caffè fumante, non è necessario toccarla per rendersi conto che sarà calda. Questo tipo di memoria non può essere potenziata in alcun modo tramite tattiche come esercitazioni o memorizzazione cosciente, come ad esempio la memorizzazione di un blocco di testo. La memoria sensoriale effettiva dura meno di un secondo prima di iniziare a rifiutare o passare alla memoria a breve termine.

Il tempo che dura è così breve che spesso viene mescolato insieme al processo di percezione.

Memoria a Breve Termine

La memoria a breve termine viene spesso utilizzata in modo intercambiabile con il termine memoria di lavoro. Questo tipo di memoria è ciò che ci aiuta a completare le attività. Ad esempio, il richiamo di parti precedenti di frasi o conversazioni per continuare o terminare un compito.

Come suggerisce il nome, la memoria a breve termine non dura a lungo e le informazioni all'interno di solito vengono perse per sempre a meno che non si faccia qualche sforzo per ricordarle.

Quando uno sforzo, come la ripetizione o altre tecniche, viene messo sulla memorizzazione delle informazioni, queste ultime passano istantaneamente nella memoria a lungo termine. Si discute se si verifica o meno una qualche forma di modifica o controllo, specialmente quando sono coinvolte emozioni profonde, ma in genere il trasferimento avviene abbastanza rapidamente e non c'è molto ritardo.

La memoria di lavoro può contenere da cinque a nove elementi alla volta, secondo vari studi effettuati (Human-memory.net, 2019). Questo potrebbe non sembrare molto, ma molte informazioni che archiviamo tendono ad essere frammentate. Il chunking (metodo dei blocchi) si riferisce a un processo di memorizzazione in cui molte informazioni simili sono raggruppate insieme per memorizzare caratteristiche e qualità usando una sola parola.

Ad esempio, la parola "auto" viene inserita nel nostro cervello per ricordare tutte le sue caratteristiche. Allo stesso modo, la parola "guida" è entrata nel nostro cervello come se contenesse tutto ciò che dobbiamo fare durante la guida. Quando impariamo a guidare, il nostro cervello non ha reti neurali dedicate a questo particolare blocco di informazioni e tratta ogni compito individualmente. Pertanto, l'atto di apprendere è in realtà insegnare ai nostri cervelli a formare ombrelli più efficienti all'interno dei quali posizionare le informazioni.

La parte esecutiva centrale della corteccia prefrontale è essenziale per la salute della memoria a breve termine. Gli studi hanno dimostrato che un danno a quest'area della corteccia prefrontale provoca una perdita di memoria a breve termine (Human-memory.net, 2019). La memoria a breve termine, in termini di evoluzione, ha svolto un ruolo molto importante nella propagazione della nostra specie.

La nostra capacità di focalizzare e definire le cose più importanti su cui lavorare e ignorare o conservare altre cose per il futuro, ci dà un vantaggio enorme rispetto alle altre specie. Pertanto, non solo possiamo ricordare le cose più a lungo, ma possiamo anche scegliere di pensare ciò che vogliamo. Anche se questo potrebbe sembrare impossibile per quelli che hanno menti iperattive, con l'allenamento, tutto è possibile.

Le tecniche per migliorare la memoria a breve termine, includono il chunking e le ripetizioni. La ripetizione è semplicemente martellare nella mente le stesse informazioni, ancora e ancora. Questa è una tecnica particolarmente efficace poiché la naturale inclinazione della memoria a breve termine è quella di decadere e dimenticare le cose dopo che è trascorso un po' di tempo, dal momento che deve fare spazio ad altre questioni più impellenti.

Pertanto, la ripetizione di un'informazione a sé stessi, la si trasferisce nella memoria a lungo termine e libererà spazio nella memoria di lavoro. Il chunking, come spiegato prima, consiste semplicemente nel mettere insieme concetti simili per assorbire meglio le informazioni. Si riferisce anche alla scomposizione di informazioni che sembrano troppo complesse. Ad esempio, un numero lungo può essere suddiviso in blocchi più piccoli e quindi assorbito in pezzi separati.

Le ricerche mostrano che la memoria a breve termine può essere resa più efficiente e che le informazioni possono essere conservate meglio nella memoria a lungo termine collegando foneticamente il suono associato alle informazioni.

Il metodo del collegamento è una tecnica di memorizzazione popolare, come spiegato nel primo libro di questa serie, e aumenta la memoria a breve termine.

A questo punto è importante notare che aumentare la memoria a breve termine non significa che puoi contenere più informazioni al suo interno.

È solo che le informazioni fluiscono più rapidamente nella memoria a lungo termine e quindi liberano lo spazio disponibile nella memoria di lavoro.

Memoria a Lungo Termine

La memoria a lungo termine è ciò che pensiamo quando parliamo dell'argomento, ma la realtà è che questo è il meno compreso di tutti i tipi di memoria. La ricerca ha dimostrato che la memoria a lungo termine è solo un insieme di reti neurali e la formazione di una nuova memoria è solo un collegamento di neuroni esistenti tramite connessioni, chiamate sinapsi. Più forti e spesse sono le sinapsi, meglio ricordiamo qualcosa.

Tuttavia, le sinapsi non sempre si disconnettono o cessano di esistere. In alcuni casi, specialmente quelli estremamente traumatici, le sinapsi tendono a rompersi e la memoria si perde per sempre, ma in larga misura ciò non accade. Ciò ha portato molti ricercatori a chiedersi se abbiamo davvero dimenticato qualcosa (Human-memory.net, 2019).

Quindi, come si spiega il fatto che non possiamo ricordare i nostri giorni da bambini? Bene, ciò che accade è che i vecchi ricordi vengono spesso sepolti sotto una tonnellata di reti neurali più nuove e fresche e quindi i vecchi ricordi vengono sovrapposti. Di tanto in tanto, può verificarsi qualche innesco che ci consente di ricordare vecchi ricordi e quando ciò accade, ci spenge per qualche istante poiché il nostro cervello, letteralmente si aggiusta, e questo provoca una sensazione di disconnessione per un momento.

Parlando di fattori scatenanti, mentre la memoria a breve termine e sensoriale usano i sensi per ricordare e interpretare le cose, la memoria a lungo termine usa il significato e l'associazione. Questo per dire che le cose che sono più importanti, come quelle determinate dai nostri sentimenti, hanno la priorità quando si tratta di memorizzazione e facilitano la mancanza di sovrapposizione da parte di altri ricordi.

Questo è solo un modo elegante per dire che le emozioni contano quando si tratta di memorizzare. Collegare le emozioni positive a nuove informazioni è estremamente utile quando si tratta di memorizzazione. La memoria a lungo termine è ulteriormente suddivisa in memoria conscia e inconscia o subconscia e non capiamo biologicamente come funziona.

A livello psicologico, sappiamo che la nostra mente subconscia è piena di cose che sono state passate dalla nostra mente conscia. Queste abitudini sono vecchie e radicate e le eseguiamo senza pensare, come ad esempio allacciarsi le scarpe. Tuttavia, qual è l'impatto emotivo di legare un laccio? Anche se avremmo potuto sentirci bene quando l'abbiamo realizzato per la prima volta da bambini, quell'emozione è davvero più positiva di, diciamo, ricevere amore da qualcuno che apprezziamo?

Quindi perché questo ricordo passa nel subconscio e non viene mai sovrascritto mentre molti altri di natura simile non lo fanno? La risposta è che non lo sappiamo. Gli scienziati ritengono che il nostro cervello potrebbe dare la priorità alle informazioni ricevute durante i primi cinque anni e i primissimi anni della nostra vita rispetto a quelle che riceviamo quando siamo più grandi, ma non ci sono prove scientifiche a sostegno di questa tesi (Human-memory.net, 2019).

Per esperienza, tuttavia, capiamo che i bambini sono macchine dell'apprendimento e assorbono semplicemente tutto ciò che li circonda in modo indiscutibile, mentre gli anziani tendono a diventare irascibili quando le loro convinzioni vengono messe in discussione. In tutta onestà, questo vale per tutti gli adulti, ma il grado in cui si può mettere in discussione le convinzioni di una persona diminuisce con l'età.

Biologicamente parlando, la corteccia prefrontale e l'ippocampo svolgono ruoli importanti nel recupero e nella formazione della memoria a lungo termine. Come abbiamo detto con la memoria a breve termine, il modo per spingere le informazioni nella memoria a lungo termine è semplicemente associarle a input sensoriali adeguati, come pensare a parole in rima e così via, quindi imprimerle nella memoria a lungo termine, semplicemente infondendole emozioni positive e forti.

Le emozioni negative possono aiutare? Ebbene sì, e il fatto è che i nostri cervelli sono molto più ricettivi alle emozioni negative anziché quelle positive, grazie a come ci siamo evoluti. Da un punto di vista psicologico, tuttavia, dovrebbe essere ovvio che l'emozione positiva ci farà molto più bene dell'emozione negativa.

Le emozioni positive influenzano anche la nostra immagine di noi stessi. Anche in questo caso, non sappiamo come vengono immagazzinate queste raccolte di convinzioni, ma sappiamo come cambiarle. Cambiare la propria visione di sé cambiando le nostre convinzioni è molto importante. Ci sono dei metodi che uso spesso con i miei clienti, potenzio le loro menti nel minor tempo possibile sostituendo le loro convinzioni limitanti con convinzioni potenzianti. Ma questo è materiale per un altro libro, come tale, non lo toccherò qui.

Onde cerebrali

La comunicazione tra le tue reti neurali tramite sinapsi avviene tramite elettricità. Queste comunicazioni elettriche producono onde elettromagnetiche all'interno del cervello e sulla base della frequenza di queste onde, è possibile rilevare il tipo di stato che il cervello sta attraversando.

Ora, prima di procedere, devo avvertirti che ci sono un certo numero di fonti là fuori che assegnano proprietà magiche alle onde cerebrali e alla loro capacità di cambiare la tua vita. Affermazioni come aumentare il tuo QI (quoziente intellettivo), migliorare la tua concentrazione e così via, ascoltando suoni che hanno la stessa frequenza delle onde cerebrali che producono l'effetto desiderato.

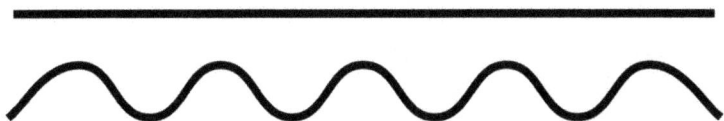

Dal punto di vista scientifico, nessuno di questi funziona (Novella, 2017). Dovremo fare ulteriori studi per capire se il tuo cervello è un diapason che può essere indotto a vibrare quando sente un suono e si aggancia magicamente all'attenzione. Queste soluzioni quando funzionano, nella maggior parte dei casi, sono il risultato dell'effetto placebo. Ma quindi la musica non può alterare il nostro stato di coscienza? Ma certo che può farlo, pensa alla tua musica rilassante preferita. Ricorda, ogni stimolo esterno può cambiare il tuo stato di coscienza, anche una parola di un amico.

Le informazioni che sto presentando qui sono solo a scopo di conoscenza e non dovresti prenderle come un metodo per aumentare la tua attenzione o memoria. Queste tecniche vengono dopo.

In breve, i tipi di onde cerebrali esistenti sono i seguenti:

- **Infrarossi:** vibrano a una frequenza inferiore a 0,5 Hz e si sa molto poco sul tipo di attività che li produce. La loro bassa frequenza rende molto difficile rilevarli e misurarli.

- **Delta:** Le onde delta oscillano tra le frequenze da 0,5 a 4 Hz. Queste onde sono prodotte quando dormiamo profondamente e sono associate alla guarigione poiché il corpo si sottopone a questo processo quando dormiamo.

- **Theta:** Oscillano tra 4 e 8 Hz, le onde theta possono essere pensate come le onde del sogno, corrispondono ad uno stato di rilassamento profondo. Queste onde vengono rilevate quando le nostre menti sognano o sono in uno stato subconscio, tra la coscienza e l'incoscienza.

- **Alpha:** Queste onde sono prodotte quando siamo pienamente presenti e serenamente concentrati su un'attività senza distrazioni esterne. Quindi una mente calma e concentrata. Uno stato di coscienza tranquilla. Queste oscillano tra le frequenze da 8 a 12 Hz. In questo stato mentale siamo più capaci di immagazzinare e richiamare le informazioni.

- **Beta:** Le onde beta sono le più comunemente presenti e si verificano durante le normali funzioni quotidiane. Ad esempio mentre stai leggendo questo libro sei in Beta. E' uno stato di coscienza attiva. Queste oscillano tra 12 e 35 Hz.

- **Gamma:** Queste sono le onde della prestazione elevata. Questa è la lunghezza d'onda preferita da molti ciarlatani. Forse oscillanti tra 35 e 42 Hz (ci sono ricerche contrastanti), le onde gamma sono un po' un mistero. Tecnicamente, sono al di fuori dello spettro del funzionamento neuronale, ma vengono prodotte quando una persona si trova in uno stato di grande concentrazione, come una grande prestazione sportiva o un compito delicato da portare a termine che richiede assoluta concentrazione. Può essere anche uno stato di grande eccitazione, come ad esempio l'essere innamorati. Queste sono state rilevate anche nelle persone che hanno raggiunto un livello elevato nella loro pratica di meditazione. Ciò ha portato le onde gamma ad essere incoronate le onde dell'illuminazione spirituale, il che potrebbe essere vero, ma non fatevi ingannare, è pieno di truffatori e ciarlatani che giocano sulle debolezze delle persone.

Fra i neuroscienziati sono in corso vivaci discussioni sulle onde cerebrali, specialmente sulle onde gamma. Quindi fai attenzione a toni isocronici e battiti binaurali e simili, perché probabilmente funzionano principalmente come placebo. Non ci sono molte prove scientifiche a sostegno della loro efficacia. Certamente non causano alcun danno se usati con parsimonia. Come della buona musica rilassante, a volte possono darti una sensazione di benessere. Tuttavia, non pensare a loro come scorciatoie per attivare in qualche modo il tuo cervello.

La scienza dell'apprendimento

Questo è un libro sul miglioramento della memoria, quindi parlare dell'apprendimento potrebbe sembrare tangenziale. Tuttavia, come abbiamo già visto, entrambi i processi condividono molte analogie. Comprendere brevemente come imparare in modo efficace ti aiuterà a capire come creare impronte di memoria più profonde, poiché dovrai imparare nuove tecniche.

Le esperienze sono il modo migliore di apprendere e un rapido sguardo alle nostre stesse vite lo confermerà. Quindi, creare una storia di qualche tipo prima di imparare una nuova materia è una tecnica eccellente. Un esempio, in questo caso, sarebbe quello di trasformare l'apprendimento di nuove tecniche di miglioramento della memoria in una sorta di indagine.

Potrebbe sembrare infantile, ma forse è una buona cosa perché i bambini sicuramente sanno molto di più sull'apprendimento rispetto ai grandi e sembrano avere un'immaginazione più attiva rispetto agli adulti. L'applicazione di una canzoncina a liste di parole e l'associazione di nuove informazioni a quelle vecchie sono tutte tecniche per applicare nuove informazioni ad una storyboard.

L'emozione è un'ottima motivazione per apprendere nuove informazioni e apre la nostra mente a nuove esperienze. Quando siamo in uno stato profondamente emotivo, le nostre reti neurali più vecchie sono pronte per essere sovrascritte ed è così che le abitudini indesiderate, che sono solo reti, vengono sovrascritte. Questa tecnica di associare le emozioni negative alle vecchie abitudini e le emozioni positive a quelle nuove viene utilizzata per il recupero e la riabilitazione da droghe e alcol (American Addiction Centers, 2019).

Il focus e l'intenzionalità guidano il nostro apprendimento verso un obiettivo specifico. Il focus ti aiuta a concentrarti e l'intenzionalità è il tuo "perché", nel senso "perché lo stai imparando?". L'ultimo pezzo del puzzle è la ripetizione. Fare una cosa più e più volte martella la rete neurale in forme e costruisce percorsi. Pertanto, con questi quattro strumenti, focus, intenzionalità, emozione e ripetizione, puoi imparare nuove informazioni. Non ci sono scorciatoie, è necessario sedersi ed eseguire questo processo.

Ora, dopo aver esaminato la biologia del cervello e il processo di apprendimento, diamo un'occhiata a come possiamo migliorare la nostra capacità di memorizzare e rafforzare il nostro cervello attraverso il nostro stile di vita.

2. Cibo e Scelte di Stile di Vita

Il primo passo per migliorare la tua memoria è riportare il cervello in uno stato il più sano possibile. Benché potrebbe essere impraticabile montare un set di pesi e sollevarli con il cervello, il tuo cervello fortunatamente non ha bisogno di tali forme di esercizio.

Ciò di cui ha bisogno è che tu viva uno stile di vita il più sano possibile e in questo capitolo analizzerò alcuni dei fattori che compongono uno stile di vita sano.

Cibo per il cervello

Il cervello è il centro di comando dei nostri corpi,

che fa in modo che tutto sia in linea e funzioni in modo ordinato. Insomma, è una grande impresa. Il cibo che mangi è il carburante che alimenta il tuo corpo e il tuo cervello, ed è anche questa una grande faccenda. Al giorno d'oggi, c'è un gran trambusto su cosa sia esattamente una dieta sana e la presenza di alimenti trattati chimicamente non fa nulla per rispondere a questa domanda.

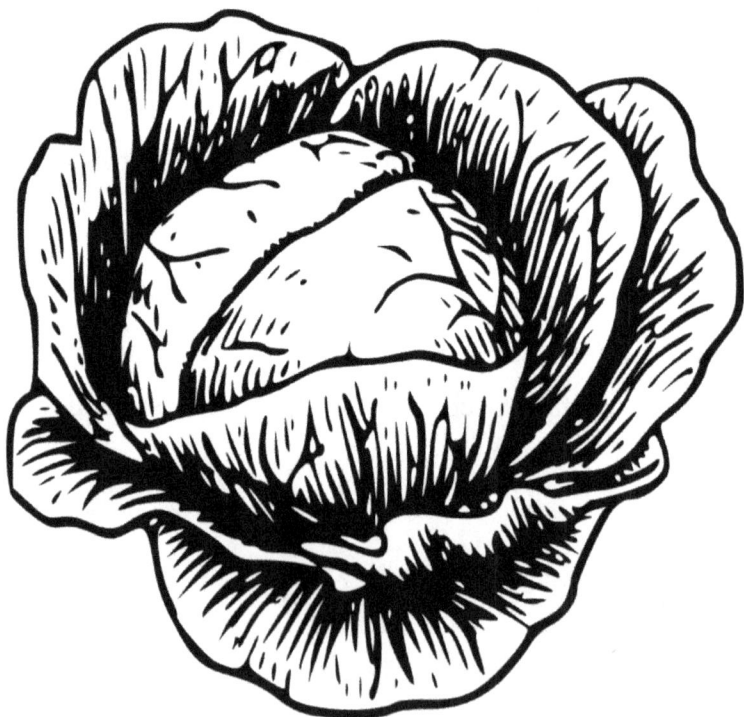

La risposta sintetica è che una dieta equilibrata e biologica è la migliore forma di alimentazione. Ci sono alcuni alimenti che alcuni di noi preferirebbero non consumare, come i vegani per quanto riguarda i prodotti animali. Anche se questo non è l'ideale, non è nemmeno un grande handicap. Finché otterrai le giuste quantità di proteine, grassi e carboidrati insieme a vitamine e minerali, starai bene e il tuo cervello sarà in buona salute.

I grassi tendono ad essere un po' demonizzati, con molte persone che pensano che li faranno ingrassare. Bene, la realtà è che il grasso è un macronutriente essenziale. Ciò che ti rende grasso è lo zucchero, non il grasso (Kubala, 2019). Lo zucchero è presente praticamente in tutti gli alimenti trattati chimicamente sotto forma di sciroppo di mais e altri prodotti chimici, quindi questo è l'ingrediente da cui dovresti stare lontano.

Concediti del cibo spazzatura se ne hai voglia ma non esagerare. Direi che la stessa cosa vale anche per un'alimentazione sana. Le nostre menti hanno bisogno di un po' di cibo di conforto per rimanere in salute di tanto in tanto, quindi sentiti libero di consumare alcune cose malsane ogni tanto per calmare il tuo cervello. Basta non esagerare.

Ci sono alcuni alimenti che aiuteranno il tuo cervello a raggiungere il suo stato ottimale. Prima di passare a questo elenco, sappi che il tuo cervello si deteriorerà con l'età. Non c'è cibo o droga che puoi prendere per invertire il processo. Il meglio a cui dovresti puntare è quello di essere in ottima salute ed essere la versione migliore di te stesso.

Pesce

Il pesce grasso o, più specificamente, gli acidi grassi omega 3, sono il miglior cibo per il cervello che ci sia. Pesci come sardine, trote e salmoni sono ricchi di grassi omega 3. Il tuo cervello è composto per la maggior parte di acqua, ma poi il resto è grasso. I grassi presenti nel cervello sono anche grassi omega 3 e questi sono usati per costruire sinapsi e reti neurali (Jennings, 2017). Gli studi condotti hanno dimostrato che le persone che consumano regolarmente pesce grasso hanno una probabilità minore di contrarre il morbo di Alzheimer e di beneficiare di una serie di altre qualità degli acidi grassi omega 3. Questi includono pelle dall'aspetto più giovane, capelli più setosi e così via.

Una carenza di omega 3 è stata collegata a difficoltà di apprendimento, nonché a stati mentali come depressione e ansia (Jennings, 2017).

Caffè

Mentre il consumo di caffeina in grandi quantità può essere dannoso per la salute, un espresso dopo pranzo è più che benefico per te. Può aiutarti nella riduzione dell'assorbimento degli zuccheri. Inoltre la caffeina aumenta il livello di prontezza come attesterà qualsiasi gufo notturno assonnato. Lo fa bloccando l'adenosina che è una sostanza chimica che induce il sonno prodotta dal cervello (Jennings, 2017).

Non prendere il caffè la mattina appena sveglio, è l'ora peggiore, perché è uno dei momenti in cui il nostro organismo rilascia più cortisolo. Non devi bere caffeina in un momento in cui la concentrazione di cortisolo nel sangue è al massimo. Questo perché la produzione di cortisolo è fortemente correlata al tuo livello di attenzione e si dà il caso che il cortisolo raggiunga i picchi per il tuo ritmo di 24 ore in media tra le 8 e le 9 del mattino (Debono et al., 2009). Quindi è consigliabile prendere il caffè quando il livello di cortisolo presente nel sangue si è abbassato.

Il caffè contiene anche una serie di antiossidanti che aiutano a mantenere la salute generale delle cellule distruggendo i radicali liberi all'interno del corpo. Uno studio condotto ha indicato che le persone che consumano caffeina su base regolare hanno un rischio inferiore di contrarre il morbo di Alzheimer e ciò potrebbe essere dovuto agli antiossidanti presenti (Jennings, 2017).

Dovresti però abituarti a prendere il caffè senza zucchero. Se non riesci a berlo amaro, prova a metterci un po' di miele di acacia. Non bere più di un caffè al giorno. La quantità che mi sento di consigliarti è quella un espresso: 30 ml originati da 7 grammi di caffè macinato e pressato.

Frutti di bosco

Mirtilli, fragole e lamponi contengono un gran numero di antiossidanti che eliminano le tossine dal corpo e riducono l'infiammazione e il danno ossidativo all'interno delle cellule (Jennings, 2017). Numerose malattie neurologiche sono state collegate alla presenza di radicali liberi e infiammazioni, quindi le bacche sono un ottimo alimento per il cervello.

Alcuni studi condotti mostrano che il consumo regolare di bacche può aiutare anche la memoria a breve termine (Jennings, 2017). Ciò non significa che devi iniziare a consumare secchi di mirtilli ogni giorno, ma rendili parte della tua dieta.

Curcuma

Questa spezia è stata utilizzata fin dall'antichità per

una serie di cose, dalla pulizia della pelle alla protezione solare naturale. Tuttavia, uno degli ingredienti della curcuma, la curcumina, è una sostanza che raramente riesce ad essere assorbita direttamente dal cervello (Jennings, 2017).

Oltre ad essere un eccellente antiossidante e antinfiammatorio, la curcumina aiuta a rafforzare la memoria e allevia gli stati mentali come la depressione (Jennings, 2017).

Consumala come parte della tua dieta aggiungendo spezie a base di curcuma al tuo cibo. Questa di solito è presente nel curry in polvere, anche se potresti semplicemente aggiungere direttamente la curcuma. Puoi anche aggiungerla al tuo tè, alla spremuta di arancia o a dell'acqua calda con limone e zenzero.

Il grande limite della curcumina però è lo scarso assorbimento. Infatti gran parte della curcumina che assumi, non viene assimilata e non entra nel sangue.

Broccoli

I broccoli erano molto diffusi tra l'antica Roma e l'antica Grecia. Questo grazie agli antichi Etruschi, una civiltà dedita alla coltivazione, che grazie ai loro commerci nel mediterraneo, diffuse questo prezioso ortaggio tra le civiltà.

Queste civiltà apprezzavano molto le proprietà benefiche dei broccoli, un alimento prezioso dalle virtù curative straordinarie.

Sono ortaggi ricchi di vitamina C e sali minerali come calcio, ferro, fosforo, potassio e zinco. Contengono anche vitamine B1, B2 e sono una ottima fonte di vitamina K. Questo micronutriente è responsabile della produzione di un tipo di grasso che si trova ampiamente nel nostro cervello (Jennings, 2017).

Gli studi condotti su persone anziane mostrano che quelli con un più alto apporto di vitamina K hanno ricordi migliori e soffrono di una migliore salute mentale in generale (Jennings, 2017). Questo oltre ad essere antinfiammatorio è un potente antiossidante.

Ma i benefici dei broccoli non finiscono qui. Sono ricchi di fibre, hanno pochissime calorie e hanno anche una discreta dose di proteine. Sono dei potenti antiossidanti, hanno un potere antianemico, emolliente, diuretico e depurativo. Proteggono le ossa e gli occhi, riducendo il rischio di cataratta. Aiutano a prevenire le malattia cardiovascolari e ictus. È davvero un alimento straordinario.

I broccoli contengono degli antiossidanti molto efficaci: il sulforano e gli isotiocianati. Queste sostanze oltre a prevenire la crescita di cellule cancerogene, ne impediscono anche il processo di divisione cellulare con la conseguente apoptosi (morte cellulare). Quindi svolgono una azione protettiva contro i tumori limitando lo sviluppo di cellule tumorali.

Ma il sulforano ha altre proprietà benefiche, aiuta le cellule a ripulirsi dalle tossine ed è indicato contro le affezioni polmonari. Ha la capacità di pulire i polmoni e di mitigare le infiammazioni delle vie respiratorie.

Abbiamo ancora molto da imparare delle civiltà antiche.

Semi di Zucca

Lo zinco, il magnesio e il rame sono minerali che hanno eccellenti benefici per il cervello. I segnali nervosi e la memoria sono aiutati direttamente da questi tre minerali (Jennings, 2017). È importante ricordare che il cervello comunica tramite impulsi elettrici e che questi minerali sono altamente conduttivi.

I semi di zucca contengono tutti questi minerali in grandi quantità e contengono anche ferro che è essenziale per la funzione e la lucidità del cervello. Mentre i benefici sono collegati ai minerali stessi, i semi di zucca sono una fonte eccellente di tutti loro e quindi essenziali per un cervello sano.

Cioccolato Fondente

Il cioccolato è uno stimolante dell'umore, come tutti

sanno. Il cioccolato al latte di solito contiene molti zuccheri che non fanno bene alla salute. Invece, il cioccolato fondente e il cacao in polvere non raffinato contengono una serie di acidi grassi vegetali che aiutano notevolmente le funzioni cerebrali (Jennings, 2017).

Grazie al cacao, il cioccolato è una delle fonti alimentari migliori di flavonoidi. Sono sostanze naturali che hanno proprietà antiossidanti e riparano i danni cellulari. Ci sono varie tipologie di flavonoidi, come i flavanoli e flavonoli, e sono contenuti entrambi nel cacao.

Il consumo di una dieta ricca di flavonoidi (in particolare flavanoli e flavonoli), aiuta la prevenzione del diabete di tipo 2 (Zamora-Ros et al., 2013). Inoltre i flavanoli del cacao possono migliorare la salute cardiometabolica. (Xiaochen et al., 2016).

Queste sostanze, sono densamente raccolte nelle aree del cervello che si occupano di apprendimento e memoria e studi hanno dimostrato che le persone che consumano cioccolato fondente tendono a soffrire meno di malattie degenerative del cervello (Jennings, 2017).

Frutta Secca

La frutta secca è ottima per la tua salute generale, in particolare le noci che hanno una buona dose di acidi grassi omega 3. Gli effetti primari sulla salute della frutta a guscio sembrano essere l'avere un cuore sano piuttosto che influenzare direttamente il cervello, ma questa non è certo una lamentela (Jennings, 2017).

Ci sono stati studi che collegano la salute del cuore e del cervello e questo non dovrebbe sorprendere dato che questi due organi formano i centri nervosi del nostro corpo (Jennings, 2017). Inoltre, la frutta secca contiene anche dosi salutari di vitamina E, antiossidanti e prevengono i danni dei radicali liberi a livello cellulare.

Arance

Le proprietà benefiche e nutritive delle arance sono molte. Contengono fibre, sali minerali, vitamine e antiossidanti, come carotenoidi, antocianine, citroflavonoidi, flavanoni, esperidina e acidi idrossicinnamici. Sono famose per il loro contenuto di vitamina C, anche se ci sono altri alimenti che ne hanno di più, come ad esempio l'uva, il ribes, i peperoni e i broccoli.

Grazie alla presenza di queste sostanze benefiche, è un frutto prezioso per il nostro organismo, ha proprietà antitumorali e riesce ad aumentare le nostre difese immunitarie. La presenza della esperidina presente soprattutto nell'albedo, il bianco dell'arancia, aiuta a prevenire le malattie cardiovascolari.

Ma le arance migliorano il nostro cervello? Aiutano la nostra memoria? Si. Il succo d'arancia è ricco di flavonoidi e migliora la funzione cognitiva (Alharbi, Lamport et al., 2016). Le nostre funzioni cognitive di base sono attenzione, memoria, percezione e ragionamento. Quindi, migliorare le nostre funzioni cognitive vuol dire migliorare il nostro processo di acquisizione di conoscenze e comprensione attraverso il pensiero, i sensi e l'esperienza. Tutto questo ci permette di memorizzare meglio le informazioni.

Il consumo di arance ha anche effetti sul nostro umore. A volte può bastare anche il profumo per rinvigorirci e ridurre gli stati d'ansia. Fanno bene al nostro cervello anche per la presenza dell'inositolo, una sostanza importante per i nostri processi cerebrali.

Uova

I nutrienti presenti nelle uova, in particolare le vitamine B6, B12, colina e acido folico sono ottimi alimenti per il cervello e migliorano la cognizione mentale e la memoria. Il corpo ha bisogno di colina per sintetizzare la fosfatidilcolina e la sfingomielina, due fosfolipidi importanti per le membrane cellulari. È un nutriente essenziale che deve essere incluso nella dieta per mantenere una salute ottimale. La colina è anche usata per la neurotrasmissione e regola la memoria e l'umore.

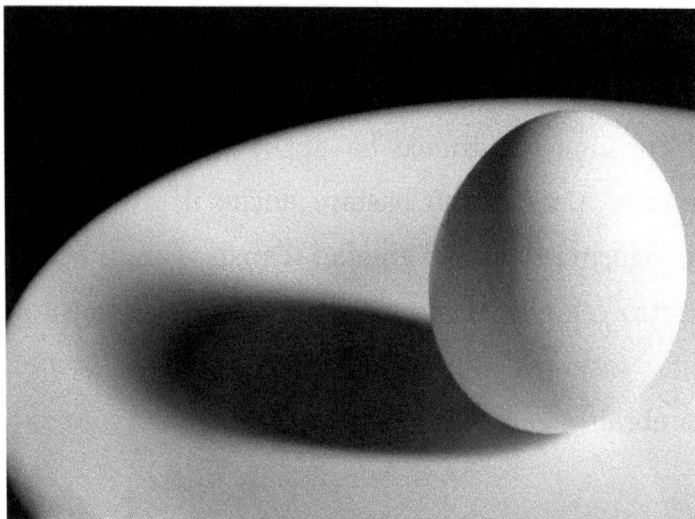

La carenza di folati viene rilevata nelle persone con demenza e i tuorli d'uovo sono un'ottima fonte di colina e folati (Jennings, 2017). La maggior parte delle persone ha problemi di colesterolo nel consumo di tuorli d'uovo, ma fintanto che ti alleni regolarmente e li consumi con moderazione, i tuorli d'uovo sono una fonte eccellente di questi micronutrienti e proteine.

La vitamina B6 è fondamentale per il funzionamento del sistema nervoso centrale e periferico ed è indispensabile per la sintesi della serotonina, che oltre a regolare il nostro umore, è importante per la concentrazione e la memoria.

Tè Verde

Il tè verde (Camellia sinesis) è ampiamente noto per le sue proprietà antitumorali e antinfiammatorie. Viene coltivato sin dall'antichità e viene utilizzato da millenni dalla medicina tradizionale cinese. È un'ottima fonte di antiossidanti e aminoacidi che stimolano le funzioni cerebrali. Tra questi abbiamo la L-teanina che aumenta la produzione di GABA (acido γ-amminobutirrico), un neurotrasmettitore che riduce i sentimenti di ansia e induce calma (Jennings, 2017). Questo sembra bilanciare gli effetti della caffeina presente nel tè verde.

Tra i composti biologicamente attivi contenuti nella Camelia Sinesis, i principali agenti antiossidanti sono le catechine. La migliore fonte di questi composti è il tè verde non fermentato (Musial, Kuban-Jankowska, Gorska-Ponikowska, 2020).

Naturalmente le proprietà antiossidanti variano a seconda del tipo e dell'origine delle foglie di tè verde. Influiscono anche le condizioni geografiche, le modalità di raccolta e la lavorazione delle foglie. Ma di base, le foglie del tè verde sono ricche di polifenoli e bioflavonoidi. Questi antiossidanti favoriscono la rigenerazione dei tessuti del nostro organismo e contrastano i radicali liberi e quindi ci aiutano a rallentare il nostro invecchiamento cellulare. Hanno un effetto protettivo sui neuroni e riducono il rischio di malattie neurodegenerative come Alzheimer e Parkinson.

Le catechine mostrano la forte proprietà di neutralizzare le specie reattive dell'ossigeno (ROS) e dell'azoto (RNS). Sono i radicali liberi più diffusi.

Il gruppo di derivati della catechina del tè verde comprende: epicatechina, epigallocatechina, epicatechina gallato ed epigallocatechina gallato. L'ultimo di questi presenta il più potente potenziale antinfiammatorio e antitumorale. In particolare, le catechine del tè verde sono ampiamente descritte per essere efficaci nella prevenzione del carcinoma polmonare, del carcinoma mammario, del carcinoma esofageo, del carcinoma dello stomaco, del fegato e della prostata (Musial, Kuban-Jankowska, Gorska-Ponikowska, 2020).

Stile di Vita

Non è necessario programmare orari separati per svolgere attività di potenziamento del cervello. Il modo migliore per farle è di integrarle effettivamente nella tua vita quotidiana. I seguenti suggerimenti ti permetteranno di integrare le attività di potenziamento del cervello nella tua routine quotidiana.

È probabile che non comincerai a seguire subito tutti questi consigli. Non importa, non è necessario preoccuparsi. Quando cerchi di introdurre dei cambiamenti, assicurati sempre di farlo a piccoli passi. Questo è dovuto al condizionamento neurale del nostro cervello.

Le reti neurali più vecchie sono piuttosto forti e se cerchi di implementare nuove abitudini, quello che stai cercando di fare è di sovrascrivere queste vecchie reti forti con delle nuove e deboli. Potresti riuscire a ottenere temporaneamente un po' di controllo, ma alla fine la tua forza si esaurirà e tornerai a fare la stessa vecchia cosa.

Questo è il motivo per cui i propositi del nuovo anno falliscono, perché le persone cercano di cambiare drasticamente la propria vita non appena inizia l'anno. Entro poche settimane o mesi, tornano a fare le stesse cose di prima. Il modo per evitare questa situazione è di consolidare gradualmente, passo dopo passo, la forza della nuova rete neurale.

Così, non è necessario sprecare la tua forza di volontà nel tentativo di forzarti a fare qualcosa di nuovo. I piccoli passi sono la chiave, ricordalo sempre.

Pianificare le attività

I nostri cervelli amano le attività che gli danno un grande allenamento. Il modo migliore per allenarlo è incorporare i seguenti elementi:

- **Novità:** qualcosa di nuovo che il cervello non conosce è un ottimo modo per rinfrescare la mente. Un ottimo modo per incorporare delle novità nella tua vita è fare qualcosa di vecchio della tua routine, ma in un modo nuovo. Ad esempio, guidando un nuovo percorso per andare a lavoro.

- **Sfida:** un'attività che richiede un coinvolgimento costante è perfetta per il cervello. Mentre il livello di sfida può variare, è importante che il cervello non entri in modalità pilota automatico. Ad esempio, giocare ad un nuovo livello di videogioco che richiede di ragionare, invece di riprodurre un livello di difficoltà che hai già superato.

- **Apprendimento:** scegli le attività che hanno una curva di apprendimento. Questo è un modo eccellente per garantire che la sfida continui. Inoltre, imparerai davvero un'abilità.

- **Ricompensa:** se questa attività ti dà dei benefici tangibili nella tua vita, questo ti motiverà a mantenerla più a lungo.

Esempi di attività che includono tutto quanto sopra sono l'apprendimento di nuovi hobby, l'apprendimento della musica, l'apprendimento di una nuova lingua e così via. Dare costantemente al tuo cervello un allenamento lo mantiene in forma.

Programmare l'allenamento

Non c'è bisogno di uscire e di costruirsi una montagna di muscoli addosso, ma basta muoversi e sudare. Questo non solo rilascia endorfine nel tuo sistema e giova al tuo cuore, ma libera il cervello dalle tossine.

L'esercizio fisico ha anche enormi benefici nella lotta contro la depressione e altri stati mentali che derivano dalla frustrazione. Scegliere un'attività fisica come il nuoto come hobby è un modo eccellente per combinare il punto precedente sulla novità con questo.

Dormire

Le nostre culture tossiche del lavoro in qualche modo pensano che sia un segno di forza lavorare con poco sonno o tirare tutta la notte. Certo, ci sono alcuni casi in cui questo è richiesto, ma farlo ripetutamente è solo una follia.

Il sonno è essenziale per il tuo corpo per guarire e ripararsi, soprattutto se sei fisicamente attivo. Il sonno aiuta il cervello a ricordare tutto ciò che ha imparato e a liberarsi delle tossine. Un adulto medio ha bisogno di circa otto ore di sonno ogni ventiquattro ore. Io utilizzo da anni *"La Regola 888 di Zeloni Magelli"*. Otto ore di riposo, otto ore di lavoro, e otto ore di piaceri, passioni e divertimento. Provala anche tu!

Assicurati di dare la priorità al sonno assicurandoti che la tua camera da letto sia adeguatamente buia e non ci siano rumori forti in giro. Se necessario, riproduci un po' di musica rilassante o suoni della natura per aiutarti a dormire meglio. Un consiglio è di evitare di guardare uno schermo luminoso un'ora prima di andare a letto. Ciò include cose come la televisione o lo schermo di uno smartphone. Ti consiglio inoltre di proteggere i tuoi occhi con degli occhiali da sole quando usi il pc, il tablet e lo smartphone.

Tieni il telefono spento e in un'altra stanza quando dormi. E non lo accendere subito quando ti svegli la mattina. Prima fai colazione, leggi, dedicati alla tua cosa più importante. Dopo che hai fatto tutto questo puoi accenderlo ed aprirti agli altri, ma non prima! Devi proteggere la tua mente e i tuoi spazi.

Monitorare lo stress

Seguire i passaggi precedenti ti consentirà di mantenere bassi i livelli di stress. Tuttavia, gli induttori di stress sono presenti ovunque e dovresti monitorarti per questi sintomi. Spesso lo stress è causato da aspettative non realistiche da parte nostra e da tendenze di perfezionismo.

Assicurati di monitorarti per questi tipi di comportamenti e prendi dei provvedimenti per scaricare lo stress. La meditazione e lo yoga sono metodi eccellenti per gestire lo stress. Programma alcune attività divertenti da svolgere. Vai in un centro benessere e prenota un massaggio. Premiati bene e smetti di essere sempre così duro con te stesso.

Fai attività di potenziamento della memoria

Le attività di potenziamento della memoria includono novità e ti offrono una nuova sfida. In più, allenano direttamente il tuo cervello. Imparare altre tecniche di apprendimento, studiare la mnemotecnica e fare giochi per potenziare il cervello, sono ottimi modi per farti divertire e migliorare la tua salute cerebrale.

Monitorare le relazioni

Spesso, le nostre relazioni sono la più grande fonte di stress e di piacere allo stesso tempo. Assicurati che le tue relazioni siano sane e sii sempre proattivo quando si tratta di gestirle. Troppo spesso le diamo per scontate insieme alle persone coinvolte e ci lasciamo sfuggire le cose.

Sfortunatamente c'è ancora molto sgomento associato alla ricerca di aiuto quando si tratta di riparare un rapporto. Non aver paura di cercare e affrontare i problemi e assicurati sempre che le tue relazioni siano una fonte di forza e non un qualcosa che ti debiliti.

Questo porta alla fine il nostro sguardo su uno stile di vita che supporta e migliora la salute del cervello, di cui la memoria è uno di questi. Finora hai imparato a conoscere la biologia che sta alla base del cervello e come il tuo stile di vita influisce sulla tua salute.

Ora è il momento di tuffarsi e di guardare esercizi e situazioni specifiche in cui ti sarà utile un'ottima memoria.

3. Interesse e Memoria

In questo capitolo, il mio obiettivo è di dimostrarti che non esistono brutti ricordi. E non sto parlando di un incubo che hai avuto di recente, ma mi riferisco alla tua convinzione che dimentichi facilmente le cose o di avere difficoltà nel ricordarle e di dover scrivere sempre tutto.

Come abbiamo già visto, il tuo cervello non dimentica le cose (ad eccezione della memoria a breve termine). Le cose si sovrappongono, ma si dimenticano? No, ciò non accade poiché le connessioni neurali non si interrompono, tranne in condizioni molto remote.

Come vedremo, il punto di partenza di tutta la memoria è l'interesse e l'osservazione.

Osservazione

Stai camminando lungo la strada e mentre passi davanti alla vetrina di un negozio, vedi un enorme display che pubblicizza un prodotto, ad esempio un rasoio da barba, che attira la tua attenzione. In quel momento non hai il tempo per entrare e acquistarlo ma lo archivi per dopo. Durante la giornata lavorativa, ricordi il display e puoi ricordare tutte le informazioni che conteneva sul prodotto.

Se ti capita di essere un appassionato del taglio della barba o stai cercando di acquistare qualcosa come regalo per un maschio, potresti persino discutere di questo prodotto con alcune delle persone intorno a te. Potresti non avere il tempo di andare fisicamente al negozio e acquistarlo, ma riesci ad ordinarlo online e a farlo recapitare a casa tua poco dopo.

Quindi, quale magia ha avuto luogo che ti ha fatto ricordare quell'oggetto? Perché hai notato il prodotto mentre passavi? Al giorno d'oggi siamo bombardati da molte immagini pubblicitarie e non ci facciamo nemmeno più caso, al punto che mentre scorriamo una pagina web, i nostri cervelli hanno iniziato a oscurare la maggior parte di questi annunci. Voglio dire, quando è stata l'ultima volta che non hai saltato un annuncio su un social network quando ti ha dato la possibilità di farlo?

Adesso ho un altro esercizio per te. Non scrivere nulla mentre leggi questo e tieni tutto a mente: supponiamo che stai guidando un autobus pubblico. Alla prima fermata, entrano quattro persone e due scendono. Alla fermata successiva, nessuno sale ma due scendono dall'autobus. Alle tre fermate successive, per ciascuna entrano tre persone e due escono, tranne nell'ultima fermata dove ne esce una sola. In seguito, alle successive quattro fermate, ne entra una per ciascuna, ad eccezione dell'ultima fermata in cui entrano tre persone. A ciascuna di queste quattro fermate esce una persona.

Hai tutto? Giusto. Ora, la mia domanda per te è: come si chiama l'autista dell'autobus?

La messa a fuoco

Quanto abbiamo visto sopra, è un gioco a cui alcuni

bambini delle scuole giocano tra loro e anche se non ci hai mai giocato prima, puoi apprezzare il mio punto di vista qui. Vedi, la tua attenzione era probabilmente sui numeri e mentre continuavi a leggere probabilmente hai cercato di calcolare le somme e tenere traccia del numero di persone sull'autobus.

Se ti avessi chiesto alla fine quante persone fossero rimaste sull'autobus, avresti avuto una risposta pronta per me. Questo perché una volta che ho iniziato a dare i numeri, il tuo interesse è stato attirato da loro. Per interesse, non intendo dire che ho suscitato profonde passioni per i numeri dentro di te, solo che ti ho fatto concentrare su di loro.

Tuttavia, alla fine ti ho chiesto il nome del conducente dell'autobus, che non è qualcosa che ti interessava o su cui eri concentrato. Quelli di voi che hanno già incontrato questo esercizio in precedenza possono avere la risposta pronta. Bene, per queste persone ecco una domanda aggiuntiva: quante fermate ha fatto l'autobus? Non ne hai tenuto traccia, vero?

Questo esercizio si occupa più dell'osservazione che della memoria, ma il punto di partenza di tutta la memoria è l'osservazione e l'interesse. Si osservano solo le cose che interessano. Pertanto, per lavorare sull'allenamento della tua memoria, devi prima interessarti a farlo. È necessario iniettare un'emozione positiva in questo, come abbiamo visto nei capitoli precedenti.

Se lo fai, il tuo cervello ha un grande incentivo a lavorare con te invece che contro di te. In questo momento, se ti sei convinto di avere una scarsa memoria, la tua rete neurale dominante rispetto a questa convinzione ti indurrà a scrivere tutto. Se improvvisamente smetti di scrivere le cose, senza generare interesse ad allenare le tue capacità di memoria, non andrai da nessuna parte e presto regredirai.

L'interesse va oltre il desiderio di sviluppare le tue capacità mnemoniche. Devi anche essere interessato a ciò che desideri ricordare. Ora, in quest'ultimo caso, sto usando la parola interesse qui per mancanza di una migliore espressione. Forse memorabile è una parola migliore. Il tuo interesse è suscitato da cose che hanno un significato emotivo per te. Più profonda è l'emozione, più è probabile che la ricorderai e reagirai ad essa.

Supponiamo che ti trovi di fronte a una scelta di decidere quale pubblicità funzionerebbe meglio per un detergente per superfici e pavimenti. Un annuncio mostra un video di un ratto che corre in fretta e generalmente crea un trambusto, rovinando tutto ciò che tocca. Il secondo annuncio mostra un tenero cucciolo che corre in giro e fa cose da cucciolo e finisce con lui guardando il disordine che ha creato e dicendo "scusa" con una bella voce fuori campo.

Voglio dire, la scelta è ovvia, no? A meno che tu non sia quella persona eccezionale che ama i ratti, tutti sceglieranno il cucciolo. Perché questo? Ancora una volta, probabilmente lo capisci istintivamente e non ho bisogno di spiegarlo.

Il risultato netto è che ricorderai, in altre parole memorizzerai, meglio il prodotto quando vedi il cucciolo invece del ratto. In breve, il cucciolo ha creato un'esperienza più memorabile e interessante da ricordare. Ma a dire il vero, ricorderesti anche la pubblicità con il ratto, perché è una cosa inusuale. E quindi attirerebbe ugualmente la tua attenzione. Ma sarebbe una pessima scelta per vendere il prodotto. Inoltre non ricordiamo solo emozioni positive, ma anche quelle negative.

Immaginazione

Abbiamo una brillante immaginazione, questo è senza dubbio. Basta pensare agli scenari catastrofici che alcune persone visualizzano regolarmente nelle loro teste per capire che i nostri cervelli sono in grado di realizzare delle imprese cinematografiche davvero eccezionali una volta allentate le catene della realtà.

Probabilmente ricordi qualche tuo sogno memorabile e forse anche alcuni incubi. Ciò dimostra che quando si tratta di memoria, il tuo cervello non distingue tra reale e immaginario. Ogni esperienza viene trattata allo stesso modo e memorizzata all'interno. Ecco perché la visualizzazione come tecnica per migliorare sé stessi è così potente.

Se visualizzi scenari in cui hai successo in un'attività o anche nella vita in generale, il tuo cervello richiama e ricorderà questi momenti iniettandoti fiducia. La chiave è fondere le emozioni positive con queste esperienze e renderle il più reali possibile. Più profonde sono e meglio è.

Immaginazione e memoria sono collegate. Mentre riportiamo alla mente i ricordi, avviene a livello inconscio un processo che rimodella i nostri ricordi e le nostre percezioni. La nostra immaginazione si sovrappone e si intreccia con la nostra memoria. Non possiamo immaginare un qualcosa senza la base di un ricordo delle nostre esperienze passate. E non possiamo ricordare senza usare la nostra immaginazione. Il punto è che l'immaginazione è uno strumento potente quando viene usata consapevolmente. L'immaginazione può rendere le cose memorabili e farci concentrare sulle cose che desideriamo ricordare.

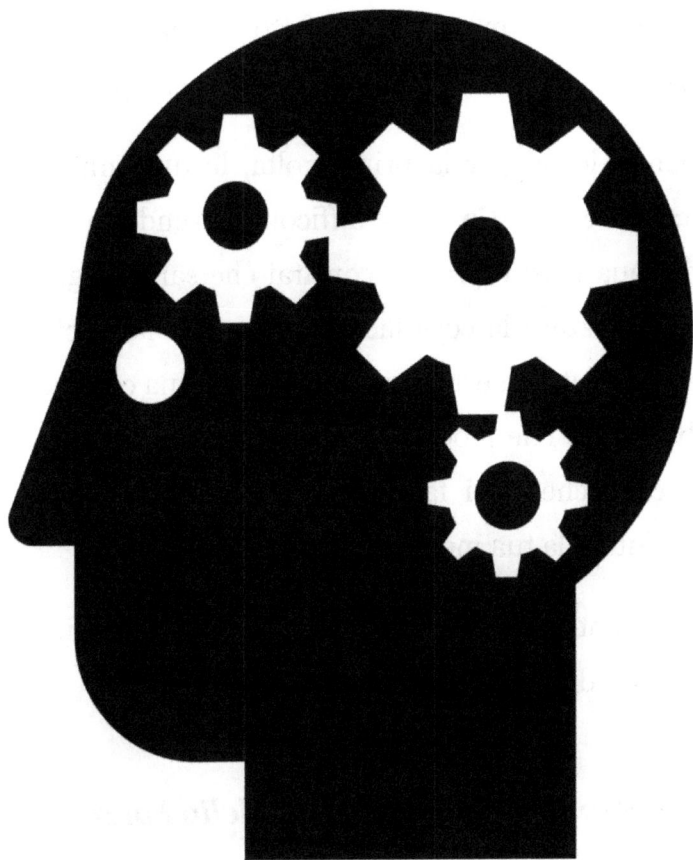

Anche la tua immaginazione può essere considerata come un muscolo che ha bisogno di esercizio per essere allenato. Esercizi di visualizzazione regolari ti aiuteranno ad allenarti e aumenteranno indirettamente la tua capacità di ricordare le cose. Un buon esercizio di visualizzazione è inventare scenari come un giorno perfetto o una settimana perfetta. Se lo desideri, estendilo a una vita perfetta.

Quando lo fai per la prima volta, le tue immagini saranno confuse e avrai difficoltà a renderle reali. Continua però e presto scoprirai che sarai in grado di visualizzare le cose facilmente anche per un'ora. Sebbene tutta questa visualizzazione è una cosa bella e buona, in che modo aiuta la tua memoria? C'è un esercizio che puoi fare per usare l'immaginazione per aiutare la tua memoria?

Certamente, ed è un metodo che può sostituire il processo di memorizzazione della forza bruta.

Processo di Memorizzazione della Forza Bruta

Anche se il nome ti sembrerà nuovo, è il metodo che hai usato più spesso a scuola per memorizzare le cose. Ad esempio ripetere all'infinito una poesia fino a quando non l'hai memorizzata. Ma questo metodo non è molto sicuro ed efficace. Pensa a tutte le poesie che hai imparato a memoria in passato.

Quante ne ricordi oggi? Come puoi migliorare questa tecnica? Io uso un mio metodo che ho chiamato *"Forza Bruta Aumentata"*.

Immagina di dover memorizzare una poesia. Prendi carta e penna. Leggi il primo rigo della poesia che vuoi imparare e scrivilo per 3 volte sul foglio di carta. Leggi il secondo rigo e scrivilo per 3 volte. Continua così fino a quando non sei arrivato all'ultimo rigo della poesia. Hai fatto? Adesso ti ritroverai l'intera poesia scritta dove ogni rigo è stato ripetuto 3 volte. Voglio darti un esempio visivo, sul tuo foglio di carta leggerai:

Rigo 1,

Rigo 1,

Rigo 1,

Rigo 2,

Rigo 2

Rigo 2

e così via...

Una volta terminato, dovrai ripetere il tutto per altre 2 volte. Ti ritroverai alla fine 3 poesie scritte dove ogni rigo è stato ripetuto per 3 volte. Queste 3 poesie "aumentate" adesso dovrai leggerle ad alta voce. E dovrai registrare un audio. Poi dovrai sdraiarti sul letto ad occhi chiusi e ascoltare questo audio per 3 volte. Quando ti alzerai, avrai imparato la poesia a memoria.

Perché questo metodo è molto potente? Perché è un concentrato di tecniche che lavorano insieme e amplificano la tua capacità di ricordare.

Userai la ripetizione, la scrittura, la lettura ad alta voce, l'ascolto e le onde alpha del tuo cervello. Quando ti sdraierai e chiuderai gli occhi, entrerai in uno stato di calma e le tue onde cerebrali saranno di tipo alpha. Come abbiamo visto prima, queste onde favoriscono l'apprendimento e la memorizzazione.

Inoltre in questo processo, stimolerai ben 3 dei tuoi 5 sensi: Vista, Udito e Tatto. Questa è una tecnica con un potere di memorizzazione molto elevato. Forza Bruta Aumentata! Provala!

Ma adesso torniamo all'immaginazione. Come possiamo memorizzare senza fare affidamento alla tradizionale forza bruta? Come possiamo utilizzare l'immaginazione per aiutare la nostra memoria? Ecco un metodo.

Il Metodo Ridicolo per ricordare le liste

Latte, pollo, acqua, cereali, pasta integrale, riso integrale, carote, sedano, pane integrale, formaggio majorero, uova e sapone di Marsiglia.

Prova a memorizzare questo elenco e vedi come procedi. Probabilmente noioso vero? Richiede un po' di sforzo mentale e memorizzazione della forza bruta. Cioè, come abbiamo visto prima, ripeterlo fino a quando non lo hai memorizzato. Probabilmente è così che ricordavi le cose a scuola e, sfortunatamente, la maggior parte delle persone non ha imparato un modo migliore. Bene, sto per darti il metodo perfettamente ridicolo per ricordare le liste. Capirai perché si chiama così presto.

Si tratta di un insieme di alcune tecniche che abbiamo già trattato nei precedenti libri di questa serie.

Considerato ciò che hai appreso finora in questo capitolo, dovrebbe essere ovvio che il nostro primo passo per ricordare questo elenco è renderlo il più interessante e memorabile possibile. Non c'è nulla di sostanzialmente interessante in una lista della spesa, che è quello che è. Quindi cosa facciamo? Bene, qui entra in gioco la nostra immaginazione!

Quali sono alcune delle esperienze più memorabili della nostra vita? Probabilmente i viaggi. Li abbiamo amati da bambini e da adulti, ci investiamo denaro e riserviamo settimane speciali per prenderli. Molte esperienze memorabili sono seguite o precedute da viaggi. Quindi perché non fare un viaggio?

La chiave di questo esercizio è fare un viaggio in un luogo che conosci come il palmo della tua mano poiché devi concentrarti sul ricordare la lista e non il luogo attraverso il quale si sta viaggiando. La tua casa è il posto perfetto per questo. Dal momento che è la tua casa, non ti entusiasmerà molto, ma è qui che entra in gioco la parte ridicola.

Mentre viaggi attraverso la tua casa, dal soggiorno alla sala da pranzo e così via, devi posizionare gli oggetti presenti in quella lista lungo il percorso ed esagerare le loro caratteristiche a tal punto da non poterli dimenticare. Ad esempio, apri la porta di casa e la prima cosa che noti è un mare di latte che ti scorre sopra o una brocca di latte a grandezza naturale che ti chiede se ti sei ricordato di comprare il latte.

Poi, mentre ti giri per andare in camera da letto per cambiarti, vedi un pollo che sputa fuoco che chiede un bicchiere d'acqua, proprio ora, accidenti! Mentre apri la porta della tua camera da letto, c'è una scatola di cereali sdraiata sul letto a russare forte e ride istericamente perché sta sognando qualcosa di divertente.

L'idea è chiara. Prenditi il tuo tempo e rendi queste immagini il più ridicole e divertenti possibili. Non lasciare che i vincoli della realtà ostacolino la tua visione e cammina per tutta la casa, ponendo queste stranezze ovunque tu voglia. All'inizio, avrai problemi a concentrarti su particolari aree della tua casa e a posizionare gli oggetti.

Inizia lentamente. Invece di posizionare l'intera lista, posiziona solo alcuni oggetti e scrivi il resto. Poi aumenta lentamente il numero di oggetti che devi collocare. Ricorda di rendere il viaggio attraverso la tua casa il più sensato possibile. Quindi non saltare dal cortile alla camera da letto del piano superiore. L'idea è di rendere gli oggetti memorabili, non il viaggio in sé. Il viaggio dovrebbe essere una risposta automatica e ragionevole.

Quando si posizionano gli oggetti, non nominarli ma ricorda le loro caratteristiche. Pertanto, non chiamare la bottiglia di latte "latte", ma semplicemente notare di cosa si tratta e vai avanti. Quando desideri richiamare il primo elemento della tua lista, semplicemente ricomincia da capo il viaggio e lo incontrerai. Quindi, ricorderai il latte, poi il pollo e così via.

Una buona idea è quella di rendere queste immagini divertenti. L'umorismo è un'emozione estremamente positiva ed è un qualcosa da cui siamo naturalmente attratti. Voglio dire, potresti rendere queste immagini orribili, dal momento che anche quelle possono essere memorabili, ma lo vuoi davvero? Inoltre, se associ emozioni negative come la paura e lo shock a esercizi di memoria, è probabile che non li seguirai regolarmente.

Man mano che diventerai più abile in questo, sarai in grado di ingrandire la tua casa e ricordare tutto quello che c'è sulla tua lista. È a questo punto che dovresti fare le cose in grande e sfidare te stesso. Ricorda, il tuo cervello ama le sfide, non importa quanto si lamenti. È fondamentale per te continuare a lanciarli nuove sfide ed esercitarlo.

Espandere i confini

Se scopri che dopo un po' di tempo sarai in grado di correre o volare attraverso la tua casa nella tua testa e sei in grado di posizionare facilmente e quindi ricordare elenchi di dieci elementi, fai un passo avanti praticando la tecnica del collegamento e lasciando i confini della tua casa.

Il collegamento si riferisce all'associazione di un oggetto a un altro. Gli studi hanno dimostrato che tendiamo a ricordare cose che ci ricordano qualcos'altro. Quindi, ricordiamo e associamo l'acqua con una piscina o la sabbia con una spiaggia o un'emozione con un momento particolare della nostra vita.

Puoi usare questa tattica psicologica per ricordare elenchi più lunghi e richiamare oggetti in questo elenco con maggiore velocità rispetto al metodo ridicolo che richiede di viaggiare attraverso la tua casa o un luogo familiare. Il collegamento è qualcosa di cui dovresti procedere a piccoli passi poiché ti imporrà un maggiore carico cognitivo.

Tuttavia, ricorda che all'inizio qualsiasi nuovo esercizio sarà duro e devi continuare a esercitarti per migliorare.

La creazione di collegamenti

Utilizzando l'esempio precedente della nostra lista della spesa, il tuo compito è quello di creare collegamenti tra ogni elemento successivo della lista.

Ad esempio, il primo elemento, il latte, deve essere collegato al secondo, il pollo. Ancora una volta, è importante rendere il collegamento il più ridicolo possibile per ragioni già spiegate.

Purtroppo un pollo che nuota nel latte non è abbastanza ridicolo. Che ne dici di un pollo che stringe una bottiglia di latte e rutta rumorosamente, gettandola sul pavimento chiedendone "Un'altra!" come un cowboy in un film western? Dopo questo, il pollo si strofina la pancia e comincia a vomitare i cereali in una grande scatola.

Sono consapevole che quello che ho scritto in queste righe non è molto elegante. Ma sono anche sicuro che questa immagine ti sia rimasta più impressa piuttosto di quella di un pollo che nuota nel latte. Sei riuscito a visualizzarla meglio e ti ha stupito. Quindi sarai in grado di ricordarla bene. Sono sicuro che adesso hai capito il vero significato di "ridicolo".

La tecnica del collegamento è in realtà solo una forma più avanzata del metodo ridicolo in cui si fa ugualmente un viaggio, ma si percorre la lista anziché di mettere gli oggetti in dei luoghi familiari. Lasciando la confidenza della familiarità di ciò che ti circonda, stai ponendo maggiore fiducia nella capacità del tuo cervello di fare affidamento solo sulle immagini della lista e di associare gli oggetti tra loro, invece di associare l'oggetto a un luogo familiare.

La chiave per creare collegamenti forti è rendere l'immagine il più ridicola possibile ma non perdere troppo tempo a renderla ridicola. La prima immagine che ti viene in mente è di solito la più potente e non ti preoccupare se pensi che non sia abbastanza ridicola. Cambia l'immagine solo se scopri di non poterla ricordare al momento della revisione.

Suggerimenti e trucchi

Esistono alcune tecniche che si possono utilizzare per costruire collegamenti migliori. La prima di queste è il dimensionamento. In poche parole, questo significa rendere gli elementi molto piccoli o molto grandi. Il gigantismo ha un effetto più profondo su di noi e tendiamo a considerare le cose più grandi di noi come più memorabili di quelle più piccole.

Anche fare qualcosa di carino e strappalacrime è una buona tattica. Ci sono pochissime persone al mondo che non sorriderebbero a un cucciolo o a un bambino e questo è semplicemente il nostro desiderio naturale di esprimere l'amore che traspare. Le emozioni positive che questo genera rendono l'immagine abbastanza memorabile da rimanere con noi per molto tempo. Se trovi simpatici dei cuccioli giganti, allora provaci.

Dare dinamismo e azione ai tuoi oggetti è un'altra buona idea. Chiedi loro di fare cose ridicole mentre si muovono e non lasciarli statici. L'idea di movimento è di nuovo un qualcosa che genera associazioni positive nella nostra mente. Ecco perché viaggiamo attraverso la nostra casa e la nostra lista, poiché il movimento implicito rinfresca il nostro cervello e porta novità.

Quando dinamismo e movimento sono associati a un oggetto esterno, proviamo ugualmente la stessa emozione grazie alla forza delle associazioni mentali con il movimento. Quindi usalo con le tue immagini. Altre buone tattiche, che ho già menzionato, sono l'umorismo e l'esagerazione. Adoriamo ridere e il nostro senso dell'umorismo è un qualcosa che molti di noi identificano come pietra angolare della nostra identità.

Una tattica che funziona per alcuni è la sostituzione. Si tratta di svolgere un'attività con un elemento della lista che sarebbe ridicolo fare nella vita reale. Ad esempio, provando a colpire una palla da baseball con un compasso. Il principio che sta alla base dell'efficacia di questo metodo è ancora la sua assurdità.

Cerca di incorporare più di una tecnica nelle tue visioni e continua a praticare e sviluppare le tue abilità. Ricorda che un'abilità è un qualcosa che si sviluppa attraverso ripetizione, focalizzazione, intenzionalità ed emozione. Usa questi principi per sviluppare la tua memoria, che non è altro che un'abilità.

Si chiude così il nostro sguardo sul ruolo dell'osservazione e dell'interesse nei confronti della memoria. Ricorda che la chiave è generare interesse, preferibilmente positivo, nelle tue liste o oggetti da memorizzare e il tuo cervello farà il resto per te.

A proposito, l'autista del bus sei tu. Avevi dimenticato la domanda? Pensavi davvero che mi sarei dimenticato di darti la risposta?

4. Numeri e Mnemoniche

Mentre è facile memorizzare e viaggiare attraverso liste di parole, i numeri rappresentano un problema particolare. I numeri sono soltanto forme che abbiamo memorizzato e, a meno che non siano collegati a un ricordo speciale, non hanno troppo significato per noi.

A complicare il problema c'è il fatto che ci sono così tante combinazioni. Esistono dieci numeri di base, ma questi dieci si combinano per formare un numero infinito di combinazioni che fanno sembrare impossibile ricordare le cose.

In questo capitolo, ti fornirò un metodo infallibile per ricordare qualsiasi numero, indipendentemente dalle dimensioni utilizzando un metodo che si baserà sui metodi precedenti che abbiamo visto finora.

Il Codice Mnemonico

L'idea di usare la mnemotecnica per memorizzare qualcosa non è certo rivoluzionaria. Era nota anche nell'antica Grecia. Infatti "mnēmonikós" deriva da Mnemosine, la dea greca della memoria. La mnemotecnica era molto importante in antichità, ancor prima della alfabetizzazione, perché la conoscenza e le tradizioni culturali venivano tramandate oralmente.

Alcune mnemoniche, come abbiamo visto nel primo libro "Memoria Fotografica", si affidano all'uso di suoni per correlarli alle parole o per abbreviare frasi complesse in un suono che abbia senso.

Un buon metodo per ricordare i numeri è assegnare una lettera o un suono a ciascun numero di base, da zero a nove, e quindi creare suoni per un numero o un insieme di numeri. Tuttavia, questo metodo si interrompe quando si ha a che fare con grandi numeri poiché ci saranno tanti suoni da memorizzare.

A complicare ulteriormente la questione è il fatto che nessuno di questi suoni significherà molto per te e diventerà difficile memorizzarli. Pertanto, invece di memorizzare i numeri, ora stai memorizzando i suoni e il collegamento al numero, che è un modo piuttosto contorto di fare le cose.

Bene, ti mostrerò un metodo che ti aiuterà a usare le mnemoniche nel modo giusto e ti consentirà di memorizzare facilmente lunghi elenchi di otto o nove numeri. La chiave è utilizzare i nostri vecchi amici, l'immaginazione e i collegamenti, una volta superate le mnemoniche.

L'Alfabeto Numerico

Il primo passo è quello di creare il tuo proprio alfabeto per i numeri da zero a nove. La mente processa immagini e un numero complesso deve essere visualizzato come un insieme di immagini. Per trasformare dei numeri in immagini abbiamo bisogno di un codice. Ognuno ha i propri metodi per farlo e vi spiegherò il mio qui di seguito.

0 - O. Zero sembra una O quindi questo ha senso per me.

1 - A. A è la prima lettera dell'alfabeto

2 - B. La seconda lettera

3 - C. La terza

4 - D. La quarta

5 - E. La quinta

6 - S. Penso a sei che inizia con una S, quindi questo ha senso.

7- L. Il simbolo 7 può sembrare una L rovesciata.

8- H. Il numero 8 in un display di un orologio digitale può ricordare una H

9- N. Nove comincia con la N.

Devi inventare un alfabeto che abbia più senso per te invece di cercare di memorizzare quello sopra. La chiave è usare associazioni e collegamenti che abbiano più senso e siano quasi intuitivi per te. Ad esempio, trovo naturale associare la lettera E al numero cinque. Alcuni di voi potrebbero non pensarla così.

La chiave è sospendere la logica e usare invece le emozioni. Ricorda che l'emozione è uno dei principali driver della memoria e devi usarla a tuo favore. Quando pensi a un numero, qual è la prima cosa che ti viene in mente? Bene, usa la lettera associata con quel numero. Ad esempio, potresti pensare alla parola "raduno" con "uno". Quindi puoi usare la lettera "R" o qualche associazione simile per indicare quella lettera.

È necessario memorizzare questo nuovo alfabeto prima di procedere. Il passo successivo è assegnare qualche personaggio ai numeri a due cifre. Assegnando loro personalità e azioni, puoi dar loro vita e diventa abbastanza facile per te creare dei collegamenti.

Ti avverto, questo metodo è brutalmente efficace ma all'inizio sembrerà noioso.

Quello che intendo con l'assegnazione di una personalità a numeri a due cifre è meglio illustrato tramite un esempio. Prendiamo il numero 67. Le lettere corrispondenti a questo sono S e L. Quindi 67 è SL. Il prossimo passo è assegnare una personalità e un'azione a SL. Per personalità, intendo una persona famosa o un qualcosa della cultura popolare che puoi immediatamente associare ad esso.

Personalmente, SL mi evoca la immagini di SNL, quindi lo immagino come Saturday Night Live (un programma comico che va in onda dal 1975) e l'azione che associo ad esso maggiormente è la risata. Dato che l'esagerazione è una buona cosa, esagererò questa azione trasformando le risate in risate da mal di pancia mentre mi tengo i fianchi o l'immagine di una persona che si tiene i fianchi ridendo in modo incontrollabile, che fa ridere anche me, grazie alla natura contagiosa delle risate .

Quindi ora abbiamo quanto segue:

67 = SL = SNL e risate incontrollate

Come ulteriore esempio prendiamo il numero 99.

Ciò corrisponde a NN che, per me, evoca le immagini di una "notte fonda", allora penso ad un supereroe che prende a pugni in faccia un cattivo. Per chiarire ulteriormente, visualizzo i fumetti di Batman in cui colpisce i cattivi con le parole "bam" e "biff" in piccole nuvole esplosive, colorate di rosso e giallo.

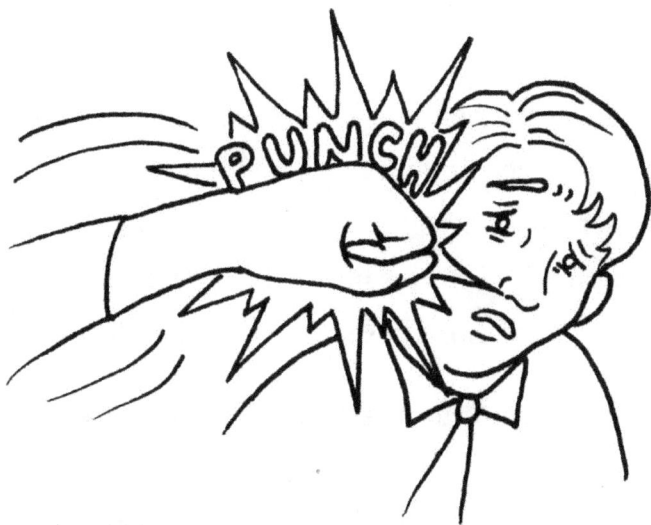

Puoi usare quello che vuoi per indicare le lettere e le azioni. La chiave è che dovrebbero avere un certo impatto su di te e dovresti essere in grado di riconoscerle istantaneamente e denotare l'azione e la personalità della cultura pop. Sii breve e semplice e, come ho detto, scoprirai che la prima cosa che ti verrà in mente sarà la più memorabile. Ormai a questo punto dovresti aver capito che stai effettivamente utilizzando un ricordo esistente per crearne di nuovi.

Poiché i tuoi ricordi esistenti sono stati impiantati grazie alle emozioni, ha senso usare questi esistenti invece di cercare di evocare nuove connessioni emotive estendendo le associazioni. Queste associazioni che fai ai numeri non hanno bisogno di avere senso. Se scegli le associazioni pensando che sembreranno interessanti per qualcun altro, sbaglierai tutto. Sono cose tue, quindi tienile per te.

A volte, le tue associazioni non saranno politicamente corrette. Non si tratta di giudicarsi o censurarsi in alcun modo. Se sei disturbato da alcune associazioni, lavora sulla disattivazione delle credenze che promuovono la connessione, invece di cercare di scegliere qualcosa che ha un impatto secondario per te.

Un buon esercizio per liberare la mente e aprire davvero la tua immaginazione è quello di scrivere un elenco di numeri da 00 a 99 e attribuire dei riferimenti a loro insieme a un'azione. Per esempio:

00 → OO → Due occhi grandi che esprimono stupore.

01 → OA → Suona come Aloha. Quindi Hawaii. Collana di fiori Hawaiana.

02 → OB → Mi ricorda la catena di bricolage OBI, quindi il fai da te. Penso al gazebo di legno che ha costruito mio padre.

03 → OC → Orange County, California e surf, tramonto sulla spiaggia, falò sulla spiaggia. (In questo caso la mia azione è collettiva e indica un certo stato d'animo. Finché ha senso per te, seguilo)

08 → OH → Una emoji scioccata e una persona che fa "ooooh"

45 → DE → Germania e guida veloce in autostrada.

38 → CH → Svizzera, case di legno in montagna ed escursioni.

58 → EH → Ed Helms e un dentista che si estrae un dente

46 → DS → MS-DOS e scrivere al computer

Scrivi un elenco completo, quanti più numeri possibili, da 00 a 99 e lascia che la tua mente ti dia immagini e azioni. Ricorda di scegliere semplicemente la prima cosa che ti viene in mente. A volte, questo non avrà senso, soprattutto quando lo fai per la prima volta. Tuttavia, rimani concentrato e libera la mente, ti divertirai molto con lei.

Memorizzazione

Ora che sei in grado di associare automaticamente riferimenti e azioni ai numeri, è ora di iniziare a usare tutto questo per aiutarti a memorizzare numeri lunghi. Utilizzeremo qui il nostro vecchio amico chunking per aiutarci ad assimilare le informazioni che dobbiamo memorizzare. Se abbiamo una lunga serie di numeri, come un numero di telefono, diciamo 6142099456, dobbiamo prima suddividere questo numero in blocchi di due cifre. Quindi 6142099456 si trasforma in 61, 42, 09, 94 e 56.

61 → SA → Sudafrica e giocare a cricket.

42 → DB → Deutsche Bank e il furto di denaro.

09 → ON → Robin Hood e il tiro con l'arco.

94 → ND → Notre Dame e il gobbo di Notre Dame che balla.

56 → ES → Spagna e corrida.

Ora che hai la tua lista di riferimenti e azioni, è tempo di tessere una storia ridicola alternando il riferimento e l'azione. Quindi, 6142099456 diventa il Sudafrica che ruba una tonnellata di soldi a Robin

Hood perché il gobbo di Notre Dame vuole fare festa in Spagna e ha bisogno di grana. Capisco che questo sembra un esercizio estremamente noioso da fare e probabilmente stai pensando che non riuscirai mai a ricordare i passaggi o le associazioni. Bene, fidati di me, dopo alcuni tentativi, sarai in grado di volare attraverso questo procedimento.

Questo mi porta alla fase finale del processo. Sebbene sia bello creare una storia e associarla a un numero, non ti aiuta nei casi in cui è necessario associare il numero a un nome. Ad esempio, sai che il numero è 6142099456, ma di chi è il numero?

Associazione

Il passaggio finale è creare un collegamento tra la tua storia e il soggetto. Quindi, se stai cercando di memorizzare il numero di telefono di un amico, imposta la storia nella sua casa o in un luogo ad esso associato. Il luogo è solo un metodo di associazione. Potresti anche avere qualche elemento nella storia che rimane costante da associare alla persona che conosci. Ad esempio, potresti fare in modo che i soggetti della tua storia indossino un particolare capo di abbigliamento che associ al tuo amico. O forse questi argomenti contengono qualcosa che appartiene al tuo amico. E così via; le scelte sono infinite.

Formare un'associazione con una storia così bizzarra e senza senso, garantisce al tuo cervello il ricordo del numero.

Come sempre, più ridicola è la tua storia, meglio è. Ora questo sarà inizialmente un lavoro pesante. Avrai bisogno di un po' di tempo per creare una storia e anche formare associazioni e azioni per i numeri coinvolti.

Tuttavia, una volta che continuerai ad allenarti, ti ritroverai a migliorare e alla fine, sarai in grado di inventare istantaneamente storie e azioni e memorizzare lunghe liste di numeri. Non dovrai continuare a salvare i numeri di telefono o scriverli ovunque, sarai in grado di recitarli a memoria.

Suggerimenti

L'uso del codice mnemonico riguarda la creazione di storie memorabili. Fin dall'inizio quando scegli il tuo alfabeto per le dieci cifre di base, devi inventare qualcosa che ti colpisca immediatamente e con emozione. Ancora una volta, come menzionato nel capitolo precedente, la prima cosa che ti colpisce di solito è la scelta migliore.

Lo stesso vale per il secondo passaggio in cui è necessario associare i numeri a due cifre con riferimenti che si comprendono insieme ad azioni che sembrano plausibili per tali argomenti. Non scegliere azioni casuali che non hanno senso ma non andare fuori di testa cercando di far sì che le cose abbiano troppo senso.

Infine, pratica. Fai molta pratica. Questa tecnica sarà molto più semplice una volta padroneggiato il materiale del capitolo precedente poiché il tuo cervello sarà già stato allenato fino ad un certo punto. Non essere frustrato o non ti arrendere facilmente. Ricorda che nel tempo sarai in grado di applicare questa tecnica senza sforzo. Questo ci porta a chiudere il nostro sguardo sulla memorizzazione delle liste di numeri e sull'associazione con le persone a cui sono collegate. Tra poco, vedremo qualcosa che fa sudare freddo la maggior parte delle persone: i discorsi in pubblico.

5. Le Parole Chiave Sbloccanti

Parlare in pubblico è una di quelle cose che è in cima alle paure della maggior parte delle persone. Parlare in pubblico provoca una tale paura che memorizzare un discorso o utilizzare la memoria in qualsiasi modo sembra impossibile grazie al nervosismo che genera.

Bene, in questo capitolo ti darò una scorciatoia per imparare a padroneggiare il parlare in pubblico. Questo sarà fatto usando proprio il tipo di iperattività che subisce il tuo cervello durante i momenti di tensione.

Il Succo del Discorso

Parlare in pubblico è solo una delle tante occasioni in cui la tecnica delle parole chiave è utile. Altri momenti in cui puoi utilizzarla è quando si memorizzano molti fatti, come durante una lezione di storia che coinvolge molte date. Puoi utilizzare il metodo del capitolo precedente per ricordare questi fatti e poi collegare la data alle parole chiave che si sceglieranno per i vari avvenimenti.

Le parole chiave ti aiuteranno anche a imparare molto più velocemente il significato delle frasi in lingue straniere. Tuttavia, a dire il vero, il suo utilizzo nell'apprendimento di una lingua straniera è un po' limitato e, il più delle volte, il modo migliore per imparare una nuova lingua è immergersi in essa e comunicare con essa il più possibile. In altre parole, ascolto e ripetizione della forza bruta.

La tecnica delle parole chiave non è utile anche per la memorizzazione a lungo termine, a meno che non lo si faccia esplicitamente. La stessa tecnica aiuta la memoria a breve termine e sto usando questo termine qui come diverso dalla memoria di lavoro che può contenere in media solo sette fatti alla volta.

Per breve termine, intendo qualcosa che ricorderai per una settimana o due e poi dimenticherai a meno che continui a ripetere le informazioni a te stesso.

Ricorda che sto solo usando il parlare in pubblico come esempio per illustrare come funziona, dal momento che questa è una di quelle situazioni estreme che funziona bene per mostrarti i vantaggi e le insidie della tecnica. Questo metodo non si limita affatto a memorizzare solo i discorsi.

Memorizzare i discorsi

Di fronte a una grande folla, la prima cosa che scompare è la nostra concentrazione. Per combattere questo, molte persone cercano di memorizzare il loro intero discorso, ma questo è in realtà il modo peggiore possibile per affrontare la paura di parlare in pubblico. Questo metodo è poco efficace, poiché fa sì che il tuo cervello si concentri su ciò che verrà dopo e in effetti, ciò che l'oratore fa è creare un collegamento tra ogni singola parola del discorso.

Quindi, quando fuoriesce una parola, l'intero tsunami di parole fluisce. Tutto questo funziona fino a quando un collegamento si interrompe e la persona dimentica una parola. Questo è il momento in cui l'oratore annaspa e balbetta e anche la folla inizia a innervosirsi.

Per non parlare del fatto che difficilmente ci si può aspettare che una persona che memorizza un intero discorso lo esprima in modo coinvolgente. In tali casi, la mente del relatore è così focalizzata sui minimi particolari che dimentica lo spirito più ampio del discorso, che è quello di intrattenere la folla e coinvolgerli nell'argomento.

I migliori oratori pubblici non si preoccupano di memorizzare i loro discorsi e non scrivono i loro discorsi parola per parola. Invece, si lasciano trasportare dal momento e ne traggono ispirazione. Ad esempio, sapevi che le parole "I have a dream" non compaiono da nessuna parte negli appunti del Dr. Martin Luther King prima che pronunciasse quel discorso fondamentale? Se l'è inventato sul momento (Grant, 2016)! La parte che è entrata nella storia è stata improvvisata. Un discorso spontaneo è più forte di un discorso preparato.

Il metodo che è stato utilizzato dal Dr. King, e da altri numerosi illustri oratori è il metodo delle parole chiave. In sostanza, si tratta di scomporre parti di informazioni in riassunti e poi scegliere una parola o una frase che incarni l'idea di cui si vuole parlare.

Successivamente, collegando tra loro le diverse parole chiave, il discorso riceve la sua cornice o struttura e l'oratore è libero di colorare ciò che manca. Questa è una tecnica particolarmente efficace perché sfrutta appieno la capacità interna del nostro cervello di ricordare ed essere creativi.

L'ispirazione creativa

La creatività si riferisce a qualcosa che emerge da un qualcosa che prima non c'era. Creare è produrre dal nulla, anche se in realtà avviene una trasformazione di un qualcosa. Perché il pittore sceglie di dipingere questa macchia nera e quel punto giallo? Nessuno lo sa, forse nemmeno lui. Tutto quello che sa è che lo "sente" giusto. Ascoltando musicisti parlare, tutto ciò che si sente è come il momento li spinge a produrre musica.

Ho suonato per molti anni con la mia band, i miei assoli di chitarra erano sempre improvvisati, cambiavano sempre, mi facevo ispirare dal momento. Era come se mi connettessi ad un qualcosa sopra di me. Le mie dita si muovevano da sole.

La creatività non è qualcosa che nasce dalla memoria e come tale, la memorizzazione non ha molto a che fare con essa, almeno in superficie. Tuttavia, esaminare le condizioni che ispirano la creatività è istruttivo poiché sembra che una buona memorizzazione possa creare queste condizioni.

Pensa all'ultima volta che hai fatto qualcosa di creativo. Il tuo cervello probabilmente era a riposo e rilassato. Non eri gravato dalle tensioni quotidiane e probabilmente non hai riflettuto molto sulla questione.

La risoluzione dei problemi si verifica quando i nostri cervelli sono a riposo, stranamente, non quando sono iperattivi.

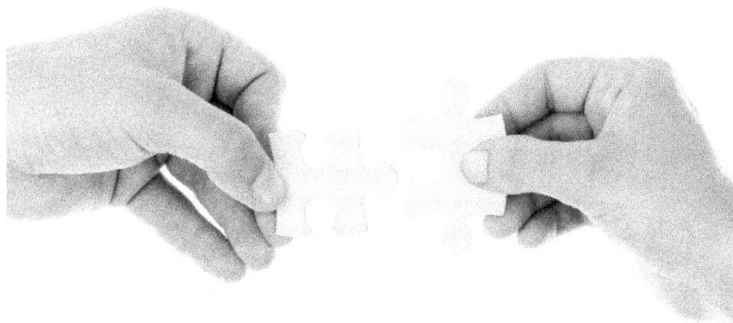

Tornando all'esempio di parlare in pubblico, conoscendo il percorso o il viaggio che il tuo discorso dovrebbe fare, sarai molto più rilassato. In primo luogo, non è necessario ricordare ogni singola parola del tuo discorso poiché devi solo ricordare le tue parole chiave o le tue parole essenziali.

Collegando insieme le tue parole, crei una storia che può essere facilmente richiamata e raccontata senza troppi sforzi.

Questo lascia il tuo cervello libero da preoccupazioni e ti puoi concentrare a rendere il discorso migliore.

Con questo metodo, viene stabilito un flusso e il tuo cervello riesce ad esercitare i suoi muscoli creativi poiché può trovare ispirazione nel momento e trasmettere le informazioni con il giusto impatto emotivo e la giusta profondità.

La più grande paura che la gente ha nei confronti del parlare in pubblico è quella di rendersi ridicola, dimenticando cosa dire o dicendo qualcosa di stupido. Questo può essere affrontato preparando accuratamente l'argomento di cui parlare in anticipo.

L'applicazione del metodo

L'attuazione del metodo è piuttosto semplice. Se è la prima volta che lo fai, è una buona idea scrivere il tuo discorso in anticipo, parola per parola, e poi rivederlo. Ricorda, non è necessario memorizzare il tutto, basta rivederlo per vedere se ha senso per te o no. Successivamente, identifica i punti di transizione all'interno del tuo discorso. I punti di transizione si riferiscono alle aree in cui si passa da un argomento all'altro. Segna la fine di un argomento e l'inizio di un altro. A questo punto, avrai suddiviso il tuo discorso in blocchi di argomenti.

Una volta fatto questo, leggi i singoli pezzi e scrivi una frase o un'idea che meglio racchiuda ciò che stai cercando di comunicare all'interno di quel blocco. Potresti usare una parola ma per i principianti consiglio di usare una frase poiché sarà più facile ricordare e costruire una storia. Man mano che diventi più abile, puoi usare una parola.

Il passo finale è qualcosa che dovrebbe esserti familiare. Collega tutte le frasi insieme formando una storia, il più ridicola possibile, per intrecciare un filo comune attraverso tutte loro e affidarle alla memoria. Per fare questo, ripeti la storia a te stesso ripetutamente e quando arriverà il momento di parlare, inizia con il primo collegamento e scoprirai che il tuo cervello ti fornirà le parole giuste.

La chiave di tutto questo è fidarsi del proprio cervello. Ricorda che il tuo cervello è più che in grado di memorizzare e ricordare le cose da solo. È solo che c'è un sacco di altra spazzatura che si sovrappone ad esso e ne ostacola il suo comportamento naturale. Quindi fidati e abbi fede nel tuo cervello e svolgi questo compito. Ti scoprirai un meraviglioso oratore.

Mentre parlare in pubblico è fantastico e tutto il resto, la nostra vita lavorativa è una parte estremamente importante delle nostre attività quotidiane. Dato il tempo che dedichiamo al lavoro, è una buona idea rivedere e guardare come la memoria svolge un ruolo importante e come è possibile migliorare le prestazioni lavorative con pochi semplici aggiustamenti.

6. Pianificazione delle Attività

Come abbiamo visto prima, la prima chiave della memoria è l'attenzione. Se la tua attenzione è soggetta a richieste esterne, ci sono poche possibilità che tu possa finire il tuo compito attuale nel modo corretto. Pensala in questo modo: potresti pensare di aver inviato quell'e-mail importante al tuo cliente, ma la realtà è che è ancora nella cartella delle bozze in attesa di essere inviata.

Perché è diventato più difficile concentrarsi sul lavoro e portare a termine le cose? In questo capitolo, tratterò questo argomento e ti fornirò la chiave per fare le cose in metà del tempo usando la tua capacità di memoria intrinseca.

Il problema della produttività

Internet è una cosa meravigliosa e ha avvicinato il mondo. Però ha fatto insorgere anche delle cattive abitudini. Per qualche ragione, per molti dipendenti, il modo migliore per garantirsi quel dolce bonus di fine anno è quello di spedire le e-mail alle tre del mattino.

Ciò ha portato a una bizzarra convinzione che più cose puoi fare in una volta, o destreggiarti, meglio sei come lavoratore.

Quello che in precedenza era il dominio degli artisti circensi è ora diventato la strategia per ogni colletto bianco là fuori, e chiunque non obbedisca o non sia all'altezza di questo standard viene guardato dall'alto verso il basso.

Il problema di rimanere sempre connessi al lavoro è che in realtà diminuisce la produttività. Certo, è utile rimanere connessi in caso di emergenza, ma non è un caso che il numero di emergenze sul lavoro sembri essere aumentato da quando è nata tutta questa connettività. Quindi cosa sta succedendo veramente?

Multitasking

Dall'inizio del millennio, la giocoleria è diventata più amichevole con il business e manageriale, ora è chiamata multitasking. Questo è quando si risponde alle e-mail, durante una chiamata importante e si impartiscono anche comandi a coloro che lavorano per te al fine di ottenere le cose velocemente. Alcune persone sono abbastanza stupide da pensare che questa sia una buona cosa.

Il fatto è che i nostri cervelli non sono progettati per funzionare in questo modo. Le ricerche condotte presso la Stanford University mostrano che le persone che svolgono più compiti sono in realtà meno produttive di quelle che non lo fanno e sono nettamente peggiori nel passare da un determinato compito a un altro (TalentSmart, 2019). La loro qualità del lavoro è, di conseguenza, molto inferiore rispetto a coloro che rifiutano il multitasking. Quel che è peggio è che il multitasking effettivamente riduce la produttività nel tempo. Dal punto di vista biologico, questo ha senso dal momento che stai indebolendo costantemente il tuo cervello nel tempo e non puoi aspettarti che sia in grado di tenere il passo. Rimanendo costantemente connesso al lavoro o impegnandoti in pensieri legati al lavoro per tutto il tempo, non ti spengi mai e non concedi al tuo cervello un momento di relax e di assorbire ciò che sta succedendo.

Il risultato netto è una bassa qualità del lavoro che aumenta solo il numero di cose che devi fare, l'esatto contrario di quello che era l'obiettivo primario. Eppure, le persone continuano a svolgere più compiti insieme. Perché questo? Una parte del motivo è l'inerzia. Semplicemente non cambiamo a meno che non ci sia un potente incentivo. Pensala come la prima legge di Newton.

In assenza di forze esterne, il moto rettilineo uniforme continua indefinitamente. Un oggetto in movimento rimarrà in movimento fino a quando non viene applicata una forza esterna. Anche noi lavoriamo così. Una ragione più grande è biologica e ha a che fare con il modo in cui funzionano i nostri cervelli.

La scarica di dopamina

Quindi, come pianifichi le tue attività? Se sei come la maggior parte delle persone, probabilmente crei un elenco di cose da fare, che ora sai come memorizzare, e poi ci lavori sopra. L'elenco delle cose da fare è un eccellente strumento di produttività e condensa tutto in un unico posto. Ancora meglio è che il suo sistema di ricompensa è integrato. C'è qualcosa di molto soddisfacente quando si cancella qualcosa dalla propria lista.

È qui che inizia il problema. Una volta cancellate le cose, ci si sente bene perché si riceve una scarica di dopamina, che può essere considerato l'ormone del "sentirsi bene" (Newsonen, 2014). È un ormone responsabile del senso di gratificazione, è una catecolamina, come l'adrenalina e la noradrenalina, quindi ci da anche la giusta carica ed energia per continuare a terminare la lista.

Poiché la dopamina è coinvolta nella promozione dei comportamenti e nella stabilizzazione delle abitudini, questo ormone ci motiva all'azione. Più dopamina viene rilasciata da una particolare attività, più forte diventa quel particolare percorso neurale. Dopotutto, questa è solo un'emozione che imprime un'abitudine o un ricordo più profondo nel tuo cervello.

Quindi, iniziamo a inseguire quel benessere e cerchiamo di cancellare le cose dalle nostre liste sempre più velocemente. Questo ci porta a fare più cose possibili in una volta sola, ragionando sul fatto che più cose possiamo fare, più velocemente possiamo cancellare le cose. Il risultato di tutto questo pensiero distorto è fare tre cose contemporaneamente e vantarsi delle proprie capacità multitasking sul proprio curriculum.

La scarica di dopamina distorce il nostro giudizio in molti modi. Non solo produciamo una qualità del lavoro inferiore, ma perdiamo anche la nostra capacità di dare priorità alle cose. Quello che succede nel tempo è che iniziamo a compilare elenchi con cose senza senso, e ci trasformiamo in degli "shufflers della carta". Questi compiti sono banali e ridicolmente piccoli ed equivalgono a spostare alcuni fogli sulla scrivania.

Il vero obiettivo del tuo compito viene dimenticato e, di conseguenza, finisci per diventare uno shuffler della carta al lavoro. E, peggio ancora, ci sono altre cose in sottofondo di cui non ti rendi conto.

Anche se cancellare alcune cose della tua lista ti fa stare bene, quelle cose non devono finire nella tua lista!

Lascia che ti racconti brevemente il principio di Pareto. Il principio afferma che circa il 20% delle cause provoca l'80% degli effetti. Quindi l'80% di ciò che otteniamo è dovuto soltanto dal 20% di quello che facciamo. In ogni campo, ambito o settore, la maggior parte degli effetti è dovuta ad un numero ristretto di cause.

Quindi se la maggior parte dei risultati deriva da una piccola parte delle nostre azioni, vuol dire che la maggior parte di ciò che facciamo ha poco valore ed è abbastanza inutile.

Da ora in poi, concentrati solo sul quel 20% che ti genera l'80% dei risultati! Abbandona il resto e delegalo ad altre persone. Oltre a migliorare la tua produttività, migliorerai la tua vita.

Il tuo cervello e il multitasking

Lo studio più sorprendente che dimostra quanto sia inutile il multitasking è stato condotto dall'Università di Londra (TalentSmart, 2019). In questo studio, ai soggetti è stato ordinato di fare multitasking con una serie di obiettivi complicati. Questi obiettivi erano cose che si verificano regolarmente in un luogo di lavoro come l'invio di un'e-mail quando si è impegnati in una chiamata e così via.

I risultati hanno mostrato quando erano in modalità

multitasking, il QI medio dei soggetti è diminuito drasticamente, quasi come se avessero assunto droghe o alcol. Non solo una piccola quantità, intendiamoci, ma come se fossero rimasti svegli a bere tutta la notte.

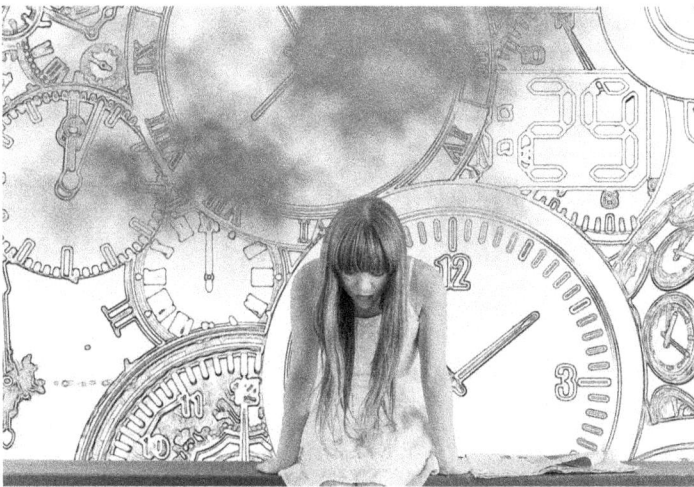

Ancora più sconvolgente è stata la constatazione che il loro QI medio è sceso al livello di un bambino di otto anni. In effetti, quando stai cercando di inviare un'email importante mentre fai qualcos'altro o sei impegnato altrove, tanto vale lasciarla scrivere a un bambino di otto anni visto il bene che stai facendo.

Il QI è una metrica fraintesa e non significa l'intelligenza complessiva di una persona. In effetti, la persona che inizialmente aveva proposto il punteggio intendeva usarla come metrica per misurare il potenziale di un bambino che aveva un punteggio basso sulla scala, indicando una carenza nel processo educativo (TalentSmart, 2019). Nel tempo, questo è stato frainteso per indicare un indicatore di intelligenza generale.

Il QI aumenta e diminuisce a seconda dell'ambiente in cui ci troviamo. Se ti trovi in un luogo sconosciuto dove nessuno parla una lingua che capisci, il tuo QI effettivo sarà più o meno lo stesso di un cumulo di mattoni, nonostante il dottorato dell'università più prestigiosa che hai nella tasca posteriore. Attualmente il QI può essere considerato come la misura dello stress cognitivo del tuo cervello. Più la tua mente è rilassata, migliore è il tuo lavoro e più intelligente sei.

A parte abbassare drasticamente il tuo QI nel momento, ancora più preoccupante è che il multitasking costante danneggia effettivamente il tuo cervello. In precedenza, la ricerca aveva ipotizzato che il danno derivante dal multitasking potesse essere temporaneo, ma nuovi studi condotti presso l'Università del Sussex indicano che il danno potrebbe essere permanente (TalentSmart, 2019).

I ricercatori hanno scoperto che coloro che facevano regolarmente il multitasking avevano meno densità cerebrale nella corteccia cingolata anteriore. Questa parte del cervello è responsabile di un altro fattore estremamente importante quando si tratta di valutare la nostra intelligenza, il nostro quoziente emotivo o EQ.

L'EQ tende a essere un po' in secondo piano rispetto al QI, poiché non può essere misurato mediante un numero ma viene invece osservato. In poche parole, l'EQ è una misura di come "con essa" ci si trova in una situazione.

Ridere ad alta voce a un funerale o piangere lacrime di tristezza per il nascituro del tuo migliore amico sono esempi estremi di un EQ quasi inesistente. Anche se non può essere misurato, l'EQ determina la qualità della nostra vita in diversi modi. Oltre ad aiutare o ostacolare le nostre relazioni, determina anche quanto bene facciamo sul lavoro. Gli studi hanno dimostrato che i dirigenti di alto livello possiedono alti livelli di EQ (TalentSmart, 2019). Quindi, l'implicazione è chiara, e a dire il vero, è un qualcosa che tutti noi sappiamo innatamente. Per fare bene nella vita, bisogna andare d'accordo con chi ci circonda.

Questo si è improvvisamente trasformato in un libro sulla produttività? No, non proprio. Il punto che sto cercando di comunicare qui è che la tua memoria è una qualità profondamente innata ed è un qualcosa che deve essere curato. Tutto inizia da quanto bene ti prendi cura del tuo cervello. Questo è il motivo per cui ho trascorso un bel po' di tempo a darti una lista di cibi per il cervello e ad affrontare temi relativi allo stile di vita.

La verità è che i nostri cervelli hanno la capacità di ricordare le cose estremamente bene. Ricorda che il cervello non può dimenticare le cose, biologicamente parlando. Le cose vengono sovrascritte ma le informazioni originali sono tutte lì dentro. Si tratta solo di rivelarle e di riportarle in superficie.

Prenditi cura del tuo cervello. Il danno a lungo termine causato dal costante multitasking ti indebolisce ed è molto più dannoso del guadagno a breve termine che ricevi dalla scarica di dopamina di cancellare le cose dalla tua lista.

Quindi come dovresti lavorare? Esiste un modello pratico che puoi seguire per fare le cose meglio e prenderti cura del tuo cervello allo stesso tempo? Certamente! Scopriamolo insieme.

Come lavorare

Esistono diverse strategie di lavoro, ma scegliere quella che è la migliore per la salute del tuo cervello è un compito arduo. Bene, il modo più semplice per ridurre il rumore è semplicemente tornare a ciò che abbiamo imparato finora. I nostri cervelli possono gestire solo un compito alla volta e quindi la tua strategia di lavoro è semplice: fai una cosa alla volta

Questa strategia porta molti nomi chiamati deep work, monotasking, single tasking e così via. Analizziamo un po' di più questi elementi.

Suddivisione del lavoro

È abbastanza facile dire che dovresti fare una cosa alla volta, ma in pratica, questo è un compito impegnativo. Entra così la soluzione della suddivisione. Mettere da parte il tempo appositamente per completare importanti singole attività rispetto al tempo impiegato per svolgere più attività di riordino della carta. Ovviamente tutto inizia con le tue priorità.

È necessario classificare la lista dei compiti sulla base dei più e dei meno importanti. Un buon modo da adottare qui è il famoso metodo Eisenhower che classifica i compiti sulla base di una matrice. I fattori coinvolti sono urgenti e meno urgenti sull'asse orizzontale e importante e non importante sull'orizzontale.

Quello che è importante ha un impatto elevato su quello che facciamo, quello non importante ha un impatto ridotto.

	URGENTE	NON URGENTE
IMPORTANTE	Ora! Da Fare Subito!	Pianifica Datti una Scadenza
NON IMPORTANTE	Delega Chi può farlo per te?	Elimina

Figura 1: La matrice di Eisenhower

Pertanto, i compiti su cui concentrarsi maggiormente sono quelli che sono urgenti e importanti piuttosto i non urgenti e i non importanti. Una volta fatta una lista in questo modo, diventerà abbastanza ovvio quali attività hanno bisogno di essere svolte monotasking.

All'inizio, questo sarà una cosa difficile da fare. Potresti essere abituato semplicemente a buttare le cose sulla carta e a elencarle in ordine sparso e fare in modo che le cose vengano cancellate. Questo metodo richiede di fare una pausa e di pensare davvero alle cose che devi fare. Quindi prima di tutto, prenditi del tempo e fai uno studio consapevole. Questa attività ha l'ulteriore vantaggio di darti un'idea del framework in cui è necessario completare l'attività.

Una volta terminato l'elenco, è necessario selezionare un framework di partizione. Nel suo libro, *Deep Work*, Cal Newport menziona quattro framework che puoi usare per dividere i tuoi compiti (Newport, 2016):

- **Filosofia monastica:** Concentrarsi costantemente sui propri compiti.

- **Filosofia bimodale:** dividere il tempo in blocchi di mesi, settimane o un anno per concentrarsi su compiti importanti e passare il resto del tempo a fare quelli meno importanti.

- **Filosofia ritmica:** dividi la tua giornata tra lavoro focalizzato e multitasking.

- **Filosofia giornalistica:** Lavora focalizzato ogni volta che i tuoi impegni lo permettono.

Come puoi vedere, ogni approccio ha i suoi pro e contro. La filosofia monastica è giustamente chiamata così perché finirai in isolamento per la maggior parte del tempo e la tua risposta predefinita a qualsiasi cosa che non sia il tuo lavoro sarà un "no". La filosofia bimodale è più facile da attuare se te la puoi permettere. A me piace molto prendermi dei mesi e settimane di pausa per concentrarmi su un solo compito. Programmo regolarmente del tempo per isolarmi nella natura e lavorare e meditare su un compito particolare che è importante per me.

La filosofia ritmica è quella dove la maggior parte delle persone si orienteranno. Ad esempio, l'utilizzo delle prime ore della giornata per affrontare il compito più importante limitando le e-mail e le riunioni a poche ore nel pomeriggio.

Trascorrere del tempo in uno stato di lavoro concentrato e indisturbato è il modo migliore per ottenere risultati di qualità elevata.

Non sottovalutare le prime ore della giornata, loro possono determinare come andrà a finire la tua vita.

L'ultima filosofia è quella opportunistica e potrebbe non funzionare per alcuni. Ad esempio, se una riunione viene annullata, è possibile utilizzare quel tempo per concentrarsi profondamente su un'attività. Ma sembra che la maggior parte delle persone userebbe questo tempo per il multitasking anziché prolungare i loro periodi già programmati di monotasking focalizzato.

Creare una routine

Quando si inizia con il monotasking, è importante procedere a piccoli passi, come con tutto il resto. Pianifica piccole finestre di lavoro mirate e sviluppa la tua capacità. Una delle cose più belle del lavoro focalizzato è che scoprirai che quindici minuti di lavoro estremamente focalizzato equivalgono a un'ora del normale lavoro, se sei un multitasker accanito.

Quindi, inizia con piccole finestre di venticinque minuti e fai una pausa rinfrescante per tutto il tempo necessario. Parlo di tutto il tempo necessario perché all'inizio potresti aver bisogno di mezz'ora o più per recuperare. Non intendo dire di riprendersi da un danno o qualcosa del genere, ma al fatto che il tuo cervello dovrà adattarsi alla nuova routine. Una volta che si sarà abituato, sarai in grado di cavartela con pause di recupero da cinque a dieci minuti dopo mezz'ora o un'ora di lavoro concentrato.

Il tuo luogo per il lavoro focalizzato è estremamente importante. Il consiglio che Newport dà nel suo libro è di cambiare le posizioni ogni tanto perché dà al tuo cervello una dose di novità (Adegbuyi, 2019). Come abbiamo visto, le novità mantengono il cervello fresco e cambiare l'ambiente è uno dei modi migliori per farlo. Forse trovi l'ufficio troppo triste? Cerca di convincere il tuo capo se puoi invece lavorare dalla sala conferenze o nel bar se sei davvero avventuroso.

Imposta una routine fissa durante questo periodo di tempo. Ad esempio, berrai solo acqua e non caffeina e non risponderai e non controllerai nemmeno i messaggi sul telefono. Naturalmente, tutte le forme di internet e social media dovrebbero essere evitate religiosamente.

Pianifica meticolosamente anche le tue pause. Non controllare nulla inerente il lavoro e non concentrarti sul problema che hai a portata di mano e al quale stai lavorando.

Il periodo di riposo è in realtà il luogo in cui avviene la magia e il meccanismo subconscio del tuo cervello si mette in moto. L'impulso creativo funziona in background e spesso scoprirai che quando tornerai coscientemente al lavoro, avrai delle idee su come risolvere il problema che avevi in mano.

Una delle cose che devi fare è eliminare i compiti che non aggiungono abbastanza benefici alla tua vita. Sfortunatamente, ci sono persone che tendono a svolgere dei compiti dal punto di vista della loro mancanza. Ad esempio, controllano spesso i social media perché temono di perdere alcuni importanti aggiornamenti di una persona cara. Controllano le notizie ogni tanto perché temono di poter perdere alcune notizie importanti che riguardano le loro vite.

Il fatto è questo: se si verificasse qualcosa di così importante che riguarda la nostra vita, lo verremo a sapere. Un tuo familiare non ti terrà fuori dal giro nel caso in cui succeda qualcosa e gli effetti delle notizie del mondo si faranno sentire presto. Lavora per eliminare completamente queste cose velenose dalla tua vita invece di limitarle ai tuoi periodi di riposo.

Studi hanno dimostrato che le notizie e i social media popolari funzionano per aumentare la nostra inclinazione alla negatività (Adegbuyi, 2019). Questo è un altro modo di dire che ti rende più propenso a guardare il lato miserabile delle cose rispetto a quello positivo e, per cominciare, non hai bisogno di alcun aiuto in questo.

Devi sapere che rimanere esposto alle notizie negative non gioverà alla tua salute mentale. Potresti reagire in due modi. Il primo è attivare un meccanismo di difesa per mantenere il tuo equilibrio, cominciando a provare indifferenza, distacco e perdita di empatia. Il secondo invece è quello di assorbire la negatività, sviluppando ansia, depressione, insicurezza, incertezza sul futuro, attacchi di panico e paura.

Spesso, chi ascolta notizie negative, comincia anche a lamentarsi. Sicuramente lamentarsi non è mai la soluzione. Le lamentele sono dannose, sia quelle che creiamo sia quelle che subiamo. Hanno un effetto negativo sui nostri neuroni e sul funzionamento del nostro cervello. Servono per farti scaricare i tuoi stati mentali emotivi negativi e nascosti che vanno a discapito di chi ne subisce l'effetto passivo.

Le lamentele attivano il cortisolo, l'ormone dello stress, che ha effetti negativi sull'ippocampo, che è la regione cerebrale che partecipa ai processi di memoria, apprendimento e immaginazione. Questo spenge le tue capacità di problem solving e condiziona anche le tue scelte future.

Stai lontano dalle lamentele e non lamentarti. Penso che non ti farà piacere sapere che poi andrai a creare nel subconscio una realtà esattamente identica alle lamentele sentite o create. Quindi allontanati da tutto ciò. Cerca di creare una routine senza esposizione alla negatività e senza lamentele. Lamentarsi è solo uno spreco di tempo e di energie che impedisce al tuo cervello di elaborare nuove idee e soluzioni.

Le ultime cose che vorrei menzionare sono quelle di programmare il tempo per leggere e pensare. Sai chi è il tuo cliente più prezioso? Sei tu. Venditi almeno un'ora al giorno. Devi dedicare del tempo a migliorare te stesso. È importante pensare al costo opportunità di quest'ora. Da un lato, si può controllare i social network, leggere alcune notizie online e rispondere ad alcune e-mail, facendo finta di finire il promemoria che dovrebbe essere al centro della tua attenzione. Dall'altro lato, puoi dedicare il tempo a migliorare te stesso. A breve termine, si sta meglio con la corsa alla dopamina delle e-mail e dei social network, mentre si fa multitasking. A lungo termine, l'investimento per imparare qualcosa di nuovo e migliorare sé stessi va oltre (Farnam Street, 2019).

Benjamin Franklin una volta disse: "Un investimento nella conoscenza paga il miglior interesse". Conosceva il valore di diventare costantemente più competente. In effetti, quasi ogni persona di successo nel mondo ha una cosa in comune: legge e si educa costantemente tutti i giorni (Bryant, 2016).

"Diventa un autodidatta che dura tutta la vita attraverso una lettura vorace; coltiva la curiosità e cerca di diventare ogni giorno un po' più saggio."

Charlie Munger

Leggi per apprendere nuove informazioni e poi rifletti su di esse. Siediti tranquillamente in una stanza e pensa alle cose della tua vita. Concentrati sulle cose importanti per te e su ciò che vorresti realizzare.

Pensare profondamente e in modo mirato è semplicemente una forma di meditazione e dà al tuo cervello un buon allenamento. Non è necessario passare ore intere a farlo, anche quindici minuti sono sufficienti.

Ti ritroverai rinfrescato mentalmente e desideroso di tornare al compito da svolgere. Non commettere però l'errore di programmare questa attività durante la pausa.

Il pensiero focalizzato richiede lavoro e impegno, quindi è meglio metterlo da parte o all'inizio della giornata, subito dopo il risveglio o prima di andare a letto la sera. Il nostro cervello è estremamente favorevole a nuove idee in questi momenti, quindi sfruttateli appieno.

"Vai a letto più intelligente di quando ti sei svegliato."

Charlie Munger

Praticare un lavoro mirato, attraverso il monotasking, manterrà il tuo cervello sano e pronto per assorbire maggiori informazioni. In altre parole, ti aiuterà a funzionare meglio e la memoria è una delle cose che migliorerà grazie a questo.

7. Mind Mapping

Spesso utilizzate come strumento di produttività, le mappe mentali sono comunque un modo fantastico per ricordare idee e compiti complessi. La semplicità della tecnica è ciò che la rende potente. Oltre a mostrarti come creare mappe mentali e come aumentano la tua produttività, ti mostrerò anche come creare mappe che rimangono in memoria, in modo da non dover nemmeno fare riferimento alla carta su cui sono state create.

Immagini visive

Sebbene ogni persona impara in modo diverso, ognuno di noi risponde bene alle immagini visive. Sia come video che come foto, le immagini possono trasformare il processo di apprendimento e memorizzazione. Se ripensi ai tuoi ricordi più cari, il modo in cui li ricordi è attraverso immagini significative che sono rimaste con te e le emozioni che hanno suscitato.

Mentre generare emozioni per le mappe mentali è un po' una sfida, è possibile sfruttare il loro elemento visivo e usarlo per migliorare la tua capacità di ricordare le cose. Le mappe mentali sono spesso utilizzate come strumento organizzativo e per scomporre idee e compiti complessi. Ad esempio, all'inizio di un nuovo progetto al lavoro, il project manager creerà spesso una mappa mentale per aiutare a visualizzare i vari problemi che devono essere affrontati e quelli che sorgeranno.

Le mappe mentali scompongono anche idee e pensieri astratti e li rendono più concreti semplicemente costringendoli ad essere scritti su carta. La scrittura è uno strumento di apprendimento estremamente potente e viene ricordata dai nostri cervelli molto più velocemente della digitazione o di qualsiasi altra forma di registrazione di informazioni (Wax, 2019). Il modo migliore per imparare qualcosa il più rapidamente possibile è infondere emozione nelle informazioni e poi scriverle.

Anche se ho già affrontato le mappe mentali nel primo libro di questa serie, ritengo opportuno fare degli approfondimenti. Quindi dedichiamo un po' di tempo a capire meglio cosa sono e come possono essere utilizzate.

Cosa sono

Le mappe mentali sono strumenti visivi creati da una persona anziché un elenco lineare di idee. L'idea della mappa mentale è stata proposta per la prima volta dallo psicologo britannico Tony Buzan nel suo libro *How to Mind Map* (Buzan and Buzan, 1996). Buzan, nel suo libro, ha proposto che la creazione di immagini correlate al compito da svolgere avesse più senso della creazione di una lista lineare poiché la maggior parte dei problemi sono di natura complessa e iterativa.

Questo per dire che molti problemi non seguono un percorso di soluzione passo dopo passo e che invece è necessario rivisitare i passi precedenti e rifarli anche se non si è commesso un errore. Questo scenario si verifica sempre all'inizio di una nuova attività dove non c'è davanti un percorso chiaro e il percorso deve invece essere creato.

Pensare iterativamente, ovvero creare un processo che tenga conto della rivisitazione dei passaggi precedenti, è difficile se si crea un elenco. Un elenco costringe le nostre menti in un modello di pensiero lineare e quindi riduce la visione d'insieme. Inoltre, Buzan ha suggerito di allontanarci dalle nostre menti creative (1996).

Questa informazione è stata smentita da allora. Ma la teoria di Buzan era che il pensiero lineare ci costringeva a usare le nostre capacità analitiche e quindi impegnava solo la metà sinistra della corteccia prefrontale, che si pensava fosse la parte del cervello responsabile dell'organizzazione delle cose e delle capacità analitiche. Il lato destro, al confronto, era quello che era creativo ed era probabilmente un hippie dato il modo in cui gli studi ne proponevano le qualità (Buzan e Buzan, 1996).

Buzan ha proposto che creando immagini visive, si doveva coinvolgere sia la destra creativa sia la sinistra analitica per quanto riguarda il proprio problema e quindi lo si attaccava in modi nuovi. Mentre la sua teoria dell'emisfero destro e sinistro è stata smentita, le idee di Buzan tuttavia reggono molto bene (Buzan e Buzan, 1996).

Recenti studi mostrano che la distinzione dicotomica "emisfero destro" ed "emisfero sinistro", pur nella sua validità, appare un po' troppo semplicistica, incompleta e imprecisa (Lucarelli, 2015).

Non è semplice descrivere che cosa accade nel nostro cervello quando pensiamo, quando elaboriamo gli stimoli sensoriali, quando pianifichiamo o eseguiamo attività motorie; sappiamo, però, che vengono coinvolte numerose aree dei diversi lobi (frontale, parietale, temporale e occipitale) in entrambi gli emisferi (Lucarelli, 2015). Il cervello non funziona in isolamento emisferico ma piuttosto come una squadra. Non c'è dubbio, tuttavia, che se applichi processi analitici a un'attività, coinvolgerai modelli di pensiero analitici dentro di te e, quindi, il lato creativo sarà un po' soppresso. La mappa mentale rimuove questo ostacolo tra i processi.

Le mappe mentali sono disegnate a mano su un pezzo di carta con il problema da risolvere al centro. Puoi pensarlo come qualcosa di simile alla figura 2.

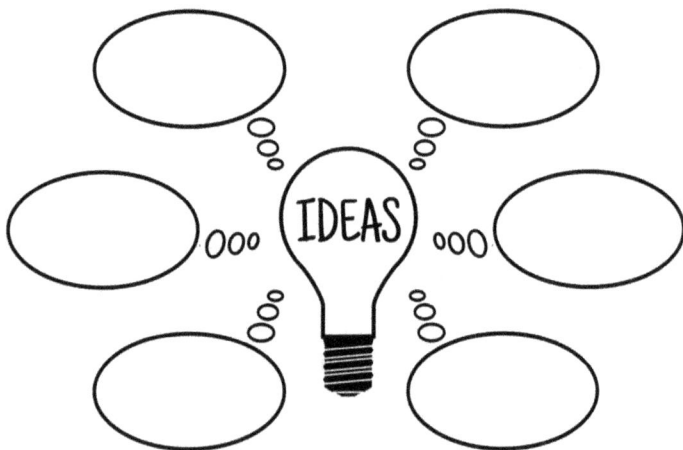

Figura 2: Un esempio di una mappa mentale

Nella figura 2, la lampadina al centro contiene la parola "idee" ma potresti sostituirla con il problema che hai a portata di mano. Non è necessario disegnare una lampadina nel caso te lo stessi chiedendo. Disegna semplicemente un cerchio e scrivi l'essenza del tuo problema, o la tua parola chiave, al centro, quindi crea connessioni con altre nuvole di pensiero.

Puoi avere tutte le nuvole di pensiero che vuoi. Puoi avere connessioni dall'idea centrale alle nuvole e tra le nuvole stesse. L'idea è di essere il più ampio possibile. Le soluzioni ai problemi non ci arrivano in modo lineare e la mappa mentale elimina il problema di come ordinarle. Una volta creata una mappa mentale, diventa molto più facile ridurre il tutto in un elenco ordinato.

Data la sua natura visiva, è anche molto facile designare qualcosa come più importante rispetto ad altre cose o fissare un ordine di priorità relativo. La forza del collegamento tra il pensiero centrale e la nuvola ne indica l'importanza. In altre parole, è sufficiente tracciare una linea più spessa per le idee più importanti e più sottili man mano che diminuiscono in ordine di priorità. Utilizzare penne di colore diverso se necessario; la scelta dipende interamente da te. Dopo tutto è la tua mappa!

Perché le mappe mentali funzionano

Per capire perché le mappe mentali funzionano così bene, dobbiamo rivisitare i nostri vecchi amici, il chunking e l'associazione. Ricorda che al tuo cervello piace prendere le informazioni un pezzo alla volta, anziché un intero boccone e ricorda meglio quando le informazioni che vi entrano sono associate a qualcosa che già conosce.

Non solo ricorda meglio, ma comprende meglio il nuovo concetto. La comprensione gioca un ruolo determinante nel memorizzare un ricordo perché l'apprendimento meccanico, o la memorizzazione della forza bruta, può portare solo fino a un certo punto. Questo è un buon esempio della distinzione tra memoria a breve termine e memoria a lungo termine. Ricordiamo che abbiamo appreso in precedenza in questo libro che la memoria a breve termine dipende dall'input sensoriale da ricordare, mentre la memoria a lungo termine è emotiva e associativa.

La memorizzazione è una parte del processo di apprendimento. Quindi, ascoltare semplicemente le stesse parole ancora e ancora ti aiuterà a ricordare le cose solo per un breve periodo, mentre comprenderle associandole ad alcune informazioni esistenti ti permetterà di impararle veramente.

Possiamo supporre che questo metodo associativo di pensiero sia di natura radiante. In altre parole, non è lineare e si estende contemporaneamente in più direzioni. Dopo tutto, è così che funzionano le associazioni. Pertanto, la mappa mentale replica il modo esatto in cui il nostro cervello impara e memorizza e, quindi, diventa un compito facile comprendere e tradurre le idee sulla carta.

Le mappe mentali sono in effetti uno strumento di studio raccomandato per gli studenti, in particolare quelli che studiano a livelli accademici più alti. Uno studio condotto nel 2010 ha scoperto che gli studenti di medicina che utilizzavano tecniche di mappatura mentale erano stati in grado di conservare le informazioni con una misura del 10% in più rispetto ai loro colleghi che non le usavano.

Le mappe mentali aiutano anche i bambini a ricordare le parole meglio delle liste (Buzan e Buzan, 1996). Oltre a ciò, un altro studio ha scoperto che anche la memoria di lavoro a breve termine trae benefici dal processo del chunking che è inerente alla mappatura mentale, non solo la memoria a lungo termine (Buzan e Buzan, 1996). Ultimo ma non meno importante, le mappe mentali sono un modo divertente e creativo per coinvolgere maggiormente i ragazzi con un argomento, consentendo loro di visualizzare e creare immagini proprie, invece di leggere un muro di testo su un pezzo di carta.

Quindi, le mappe mentali sono perfette, giusto? Bene, non proprio.

Svantaggi

Le mappe mentali di recente sono state spogliate di ogni sfumatura e vengono presentate come una panacea per ogni tipo di problema di memorizzazione e di apprendimento. Questo semplicemente non è vero.

Questa tecnica non gioverà a chi ha una natura estremamente logica e ama lavorare in modo lineare. Certamente, ci sono pochissime persone su questo pianeta che pensano in questo modo, ma esistono. Se sei uno di loro, queste mappe mentali danneggeranno effettivamente il tuo pensiero e i processi creativi.

La chiave è rendersi conto che ognuno impara in modo diverso. Per alcune persone, le mappe mentali possono portare a momenti di vera e propria illuminazione e cambiare il loro modo di pensare e per alcuni, potrebbe portare a miglioramenti marginali. Poi c'è chi potrebbe sperimentare una riduzione della creatività e della produttività grazie ad esse. Non siamo tutti uguali ed è la bellezza della nostra specie. Inoltre, vi è la tendenza a liquidare la linearità come un metodo di pensiero statico e vecchio stile. Questo semplifica le cose al punto che semplicemente non è vero. Sì, la linearità non aiuta molti di noi all'inizio di un progetto, ma una volta formato uno scheletro di una tabella di marcia, è la linearità che ci dà la direzione.

Mettiamola così; quando nella tua testa girano molte idee e si rincorrono a vicenda, la mappa mentale è il tuo strumento migliore. Se sai come le idee si relazionano tra loro e sei in grado di metterle in ordine, un elenco è la soluzione migliore.

Per fare un esempio pratico, supponiamo che ti svegli e ti rendi conto che hai un certo numero di cose da fare quel giorno. Ora è necessario stabilire delle priorità e una bella lista lineare ti aiuta in questo.

L'ultimo inconveniente delle mappe mentali è che tendono ad essere cose estremamente personali. Quello che voglio dire è che è una rappresentazione visiva di ciò che hai pensato. Come tale, usare una mappa mentale in un ambiente di gruppo potrebbe causare qualche problema, anche se a volte può essere un vero e proprio punto di forza. Tutto dipende dai membri del gruppo.

Tutti probabilmente porteranno qualcosa di nuovo sul tavolo. Serve un equilibrio tra il lavoro individuale e quello di gruppo. È necessario raggiungere una armonia tra punti di vista, linguaggio, esperienze, motivazioni, obiettivi, strumenti, emozioni, sensibilità, competenze e conoscenze dei vari partecipanti.

Pertanto, in un contesto di gruppo, come la definizione di una tabella di marcia di un progetto, è meglio lavorare individualmente o in un gruppo molto piccolo di non più di tre persone che la pensano allo stesso modo e poi definire un elenco.

Aiutare la memorizzazione

Il primo passo per creare una mappa mentale è

prendere un foglio di carta o una lavagna. Esistono software che possono aiutarti a creare mappe mentali per te, ma ti consiglio di usarli solo se stai pianificando qualcosa che non ha bisogno di essere memorizzato. Ai fini della memorizzazione, è meglio mettere penna su carta.

A proposito di penne, non è necessario attenersi a una normale penna. Usa pastelli, matite, inchiostro di diversi colori, qualsiasi cosa ti venga in mente. La chiave è rendere l'impatto visivo della mappa mentale il più grande possibile. Inizia disegnando un cerchio al centro della pagina e scrivendo all'interno il concetto o il nome della tua idea/problema.

Puoi dare a questa idea un simbolo visivo che può essere qualsiasi cosa tu possa disegnare. Ricorda, non deve avere senso per nessuno tranne che per te. Quindi, se stai cercando di memorizzare un mucchio di fatti storici o un albero genealogico, se un compasso rappresenta il tuo bisnonno, fai pure.

Successivamente, fai un brainstorming sulle idee e sui pensieri associati a questa idea centrale.

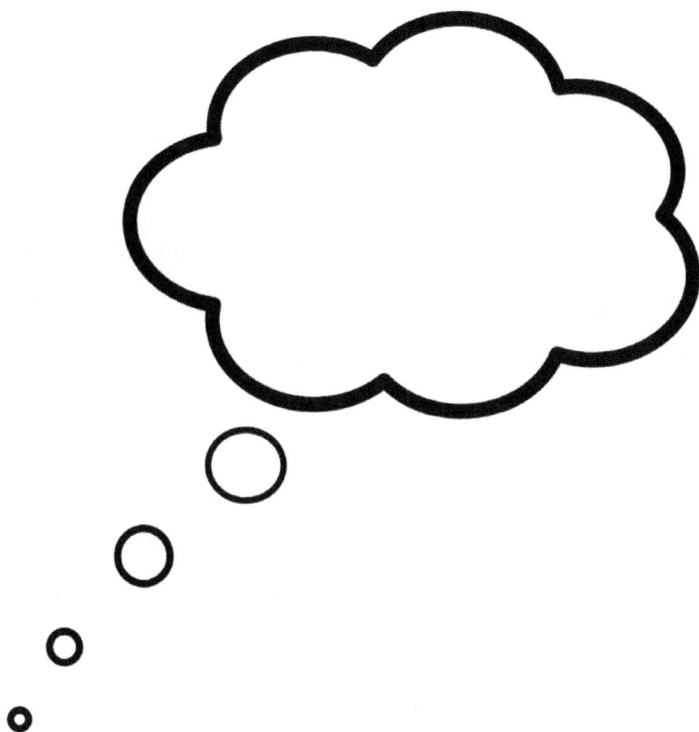

Un certo numero di loro compariranno nella tua testa. Se non ne hai la minima idea, perché l'argomento ti è del tutto sconosciuto, fai qualche ricerca e leggi qualcosa a riguardo. Non hai bisogno di andare in profondità, ma solo di farti un'idea di cosa si tratta e di come si può applicare al tuo pubblico. All'inizio, ti ritroverai a scrivere un piccolo riassunto delle idee, ma man mano che procedi, cerca di annotare solo le parole chiave per ogni idea, come illustrato nel relativo capitolo di questo libro. Ora avrai circa quattro o cinque idee associate all'argomento centrale. Alcune di queste idee saranno più rilevanti per il tuo pubblico o per te rispetto ad altre. Collega queste idee all'idea centrale con una linea spessa o qualsiasi altra cosa che significhi una forte connessione. Potresti dare all'idea associata un contorno forte e deciso.

Ora, esplora di più quell'idea collegata. Molto probabilmente ci saranno delle ramificazioni di quell'idea associata e gli darai lo stesso trattamento che hai riservato alle principali idee associate. Dai a queste le loro piccole nuvole di pensiero e collegamenti in base alla loro importanza e rilevanza.

In questo modo, esplora tutte le idee associate nel tuo disegno e dai a ognuna le loro derivazioni e annota come si collegano tra loro. Assicurati di dare a ogni collegamento uno spunto visivo forte in modo da poter immediatamente immaginare con un semplice sguardo cosa sta succedendo con quella relazione. Usa i colori per migliorare questo effetto.

Infine, cerca eventuali connessioni incrociate tra le idee. Molto probabilmente ci saranno delle corrispondenze tra gli argomenti. Uniscili in modo appropriato condividendo una nuvola o disegnando un collegamento tra le nuvole in questione. Rivedi il tuo disegno e apporta le modifiche che desideri.

Questa immagine finale è la tua mappa mentale ed è una raccolta radiale di tutte le tue idee sull'argomento. Bello, vero? Bene, l'obiettivo non è quello di abbellire la cosa, l'idea è quella di essere in grado di imprimere visivamente questa immagine nella tua testa. Le prime volte, avrai difficoltà con alcuni dettagli.

Tuttavia, con la pratica, sarai presto in grado di memorizzare interi gruppi di idee e potrai fare immediatamente riferimento alla tua mappa mentale per capire dove si inseriscono nello schema delle cose.

Di fatto, la tua mappa mentale è in realtà la rete neurale che stai creando nel tuo cervello.

Consigli e astuzie

Le mappe mentali sono un ottimo strumento se usate bene, ma il pericolo sta sempre nelle persone che pensano di non essere abbastanza creative nel disegnare cose su carta. Ciò è dovuto alla convinzione errata che le mappe mentali debbano essere belle. Vedi, qui non stai cercando di usurpare la posizione di Raffaello nel pantheon artistico. A nessuno importa se il tuo disegno è brutto.

La tua mappa mentale è tua e mantienila così. Crea tutto ciò che ha senso per te e non mollare fino a quando non lo hai fatto un paio di volte.

Scoprirai che la ripetizione, in questo caso, ti aiuterà molto e la qualità di ciò che produrrai ti sorprenderà man mano che andrai avanti.

Un'altra buona idea è quella di creare le mappe mentali in ambienti che ti ispirano o ti portano calma e pace. Quindi, ad esempio, se fai una passeggiata lungo la spiaggia al tramonto, o su per le colline o in qualsiasi altro luogo della natura, perché non portare con te un blocco note e una matita? Scarabocchia quando ne hai il tempo. Essere nella natura, calma la tua mente e la rende più ricettiva alle idee e ai ricordi.

Ricorda che questo è un processo creativo. Non sai in base a quale logica funzioni il tuo meccanismo creativo o se ce n'è addirittura uno. Tutto quello che devi sapere è che è lì ed è lì solo per aiutarti. Quindi mettiti da parte e lascia che faccia le sue cose.

Scoprirai spesso che quando crei mappe mentali, se ti liberi abbastanza, finirai con un altro cerchio che sostituisce il cerchio originale come idea centrale.

Questa è una buona cosa. Potrebbe non avere senso per te in questo momento e potrebbe sembrare ridicolo, ma ti garantisco che dopo ulteriori esplorazioni avrà senso per te. Queste cose non accadono per caso e ti troverai a imbatterti in grandi idee in questo modo.

Ricorda di usare simboli visivi che siano il più possibile suggestivi. Una buona idea è quella di utilizzare i principi del metodo ridicolo come indicato in precedenza. Crea immagini il più ridicole possibile. Forse provi a disegnare un elefante che finisce per sembrare una rapa? Grande! L'elefante rapa è il tuo simbolo visivo! Non puoi assolutamente dimenticartene, una volta che hai smesso di ridere di te stesso.

Usa colori e sfumature per evidenziare le tue idee ma non cercare di creare un dipinto. Non è questa l'idea. Rendetela suggestiva, ma una volta che ci trovi dentro un certo impatto emotivo, vai avanti.

Sperimenta anche le forme delle nuvole di pensiero, magari dando a quelle più importanti una forma circolare e a quelle meno importanti una forma quadrata e così via.

Ultimo ma non meno importante, elimina ogni forma di distrazione mentre lo fai. Niente email, niente messaggi, niente telefonate, niente internet e così via. Solo tu, i tuoi pensieri e la carta.

Come ho detto prima, esistono eccellenti software che ti possono aiutare a creare delle mappe mentali. Se usati come strumento di insegnamento e strumenti di supporto, sono eccellenti, ma quando si sviluppano idee personali, è meglio usare carta e penna. L'idea è di personalizzarla il più possibile e nulla è più personale di qualcosa che crei a mano.

8. Sfruttare la Mente Subconscia

I nostri cervelli sono cose incredibilmente complesse. Da un lato, possono essere divisi in sezioni biologiche, come l'amigdala, la corteccia prefrontale e così via; e dall'altro, può anche essere diviso sulla base delle funzioni che ogni parte del cervello svolge.

Infine, il nostro cervello può essere classificato anche sulla base dei pensieri. Ciò che intendo dire è che, indipendentemente dall'origine del pensiero, il nostro cervello ha molteplici livelli a cui opera. Popolarmente, ci riferiamo a questi livelli come la mente cosciente, la mente subconscia, e a volte una terza categoria, la mente inconscia.

Guardare al compito dell'aumento della memoria attraverso il prisma del subconscio potrebbe risultare un po' confuso. Questo capitolo aprirà i tuoi occhi, e la tua mente, al potere che hanno il subconscio e l'inconscio e come la tua memoria può essere significativamente potenziata attraverso i giusti metodi.

Ma prima dobbiamo immergerci in profondità e comprendere la natura delle nostre menti.

Mente e Cervello

Spesso mente e cervello vengono erroneamente usate in modo intercambiabile. Vorrei fare una distinzione definita tra i termini. Il cervello si riferisce all'organo biologico e in questo capitolo qualsiasi funzione biologica verrà indicata usando questo termine. Ad esempio, se parlo di quali aree vengono stimolate quando si ride, mi riferirò ad esse come aree del cervello.

La mente è una cosa più complessa e c'è la possibilità di virare su un sentiero spirituale. Tale digressione è inevitabile e prometto di ridurla al minimo. La mente si riferisce semplicemente all'insieme delle attività cognitive di ogni essere vivente.

Ne fanno parte anche quella raccolta di pensieri che possiedi e di quelli che alzano la testa in determinate situazioni. Anche i pensieri che bloccano il tuo pensiero o ti appesantiscono fanno parte della tua mente.

Quando parliamo della mente subconscia, inconscia e cosciente, stiamo parlando della mente e non del cervello. La mente è un argomento vasto e governa praticamente tutto nella tua vita, attraverso la tua mentalità. La mentalità è un complesso di idee, convinzioni, opinioni e rappresentazioni mentali; è un modo particolare di concepire, intendere, sentire e giudicare la realtà.

In accordo con i miei studi di psicologia primordiale, la mentalità è un qualcosa estremamente connessa alla percezione della realtà. È una raccolta di credenze e di reti neurali nel cervello, che si attivano in determinate situazioni. Una volta attivato il trigger per una situazione, tramite informazioni sensoriali, viene attivata la corrispondente rete neurale nel nostro cervello. Ciò dà origine a determinati pensieri che ci inducono ad agire nel modo in cui pensiamo.

Mente Cosciente

La mente cosciente comprende quei processi di cui siamo consapevoli come il pensiero, l'intuizione, la ragione, la memoria e la volontà. In questo momento, mentre stai leggendo questo libro, sei consapevole delle parole che stai leggendo e del loro significato. Stai anche formando i tuoi pensieri in risposta a queste parole e in una certa misura puoi modificarli e controllarli. Questa parte della tua mente comprende solo il 5% dei tuoi pensieri complessivi nonostante occupi una percentuale così grande della tua coscienza. Sigmund Freud si riferiva alla mente cosciente come la punta dell'iceberg, la punta che si affaccia fuori dall'acqua.

La mente cosciente è forse la parte più intelligente della mente e ha il potere della logica e del ragionamento. Ha la capacità di rifiutare e formare idee. La mente conscia ha una certa capacità creativa ma non è questa la sua funzione principale. In una parola, la sua funzione potrebbe essere definita come razionalità. In ogni situazione, non importa quanto sia emotivamente caricata, abbiamo il potere di focalizzare la nostra mente cosciente lungo percorsi razionali ed escogitare soluzioni.

Data la sua inclinazione razionale, la mente cosciente è piuttosto ostacolata quando si tratta di progetti creativi. Ciò non significa che gli artisti e quelli che lavorano nei campi artistici abbiano menti coscienti più piccole, tutt'altro. È solo che gran parte del loro lavoro non è prodotto dalla mente cosciente.

Di fatto, quasi ogni singola persona funziona allo stesso modo quando si tratta di svolgere dei compiti. Ad esempio, quando un battitore di baseball deve colpire la palla, non si ferma a pensare e ad analizzare la velocità o la curva della palla. Né tira fuori il goniometro e cerca di misurare la caduta della palla e l'angolazione con cui il lanciatore rilascia il colpo. Invece, usa semplicemente i suoi occhi e reagisce.

Questo fa emergere un punto eccellente, la mente cosciente è la prima tappa quando si tratta di imparare qualcosa. Quando il battitore ha preso per la prima volta in mano una mazza, non aveva nulla a che fare con il livello di abilità che ora possiede come professionista della Major League. Prestava attenzione ad ogni suo singolo movimento, doveva imparare a identificare i movimenti del lanciatore, la palla e così via.

Il punto importante da notare qui è che la sua mente cosciente non ha immagazzinato nulla dentro di sé. Semplicemente trasmetteva le informazioni e se ne dimenticava di fatto. La volta successiva che ha visto un passo che aveva appreso in precedenza, ha ricevuto la memoria appresa da qualche altra parte e ha identificato solo l'eventuale colpo della palla. Una volta fatto questo, si è tolta di mezzo.

Dove ha trasmesso le sue informazioni?

Mente Subconscia

Tornando all'analogia dell'iceberg del dottor Freud, la mente cosciente stava semplicemente passando le informazioni sott'acqua, al restante 95% della mente del battitore. Questa percentuale rimanente comprende la mente subconscia ed è responsabile della stragrande maggioranza dei nostri pensieri e delle nostre azioni.

Quando si tratta di tecniche di apprendimento, di cui la memorizzazione è parte integrante, la mente subconscia è la parte più importante di tutte. Proprio come il modo in cui la memoria di lavoro trasferisce i pensieri nella memoria a lungo termine, la mente cosciente fa lo stesso e trasferisce le lezioni apprese nella mente subconscia.

Questo significa che la mente cosciente è la stessa della memoria di lavoro? Bene, non esattamente. Mentre la memoria di lavoro si riferisce solo alle cose ricordate o trattenute, la mente coscia e la mente subconscia racchiudono i comportamenti che regolano se il ricordo verrà memorizzato o meno in primo luogo. Ad esempio, se una lezione particolare innesca una dolorosa reazione emotiva, il tuo subconscio informerà la tua mente coscia di ciò e semplicemente non memorizzerai la lezione.

Tornando al nostro esempio del giocatore di baseball; se è stato colpito dolorosamente in faccia, o altrove dalla palla, è improbabile che impari a identificare gli indizi poiché il suo subconscio semplicemente non gli permetterà di imparare la lezione o addirittura non gli permetterà di muovere la mazza perché trasmetterà messaggi di paura alla mente cosciente e probabilmente si bloccherà.

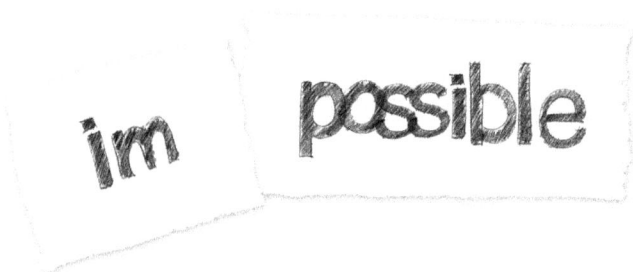

im possible

La mente subconscia svolge quindi un ruolo enorme nel determinare la nostra capacità di memorizzare e imparare le cose. Ciò che rende le cose complicate è che non abbiamo accesso diretto al nostro subconscio. Semplicemente non siamo consapevoli di ciò che c'è lì dentro. Possiamo consapevolmente pensare a noi stessi come eccellenti ballerini ma se il tuo subconscio pensa di essere scarso, sarai scarso a ballare, non importa quanto cerchi di imparare o la qualità del tuo insegnante. Spero che tu possa capire dove voglio arrivare.

Dovresti sempre tenere bene a mente questa frase di Henry Ford:

"Che tu creda di farcela o di non farcela, avrai comunque ragione."

Il subconscio è il luogo dove sono memorizzate le nostre credenze e se provi ad avvicinarti al miglioramento della memoria con la convinzione che la tua memoria è cattiva, nessuna quantità di tecniche ti aiuterà. Non esiste una cattiva memoria, questo è ciò che ho sottolineato per tutto il libro. Tu, come ogni essere umano su questo pianeta, hai la capacità di ricordare tutto ciò che vuoi. Non sei scarso in questo, è solo che non sei allenato.

Questo è anche il motivo per cui ho valorizzato la memoria come un'abilità e non come una qualità o un tratto personale. Un'abilità può essere appresa e migliorata. Un tratto della personalità è una cosa molto più vaga e indefinita. Per esempio, come si diventa meno impulsivi? Contrapponi questo con qualcuno che viene da te e ti chiede come potrebbe migliorare le proprie capacità di lettura. Per questo ultimo caso possiamo fornire un percorso concreto mentre il primo sarebbe un labirinto di idee.

Se pensi al miglioramento della memoria come un tratto ereditario o genetico, probabilmente è perché non hai sperimentato quanto la tua memoria possa migliorare con pochi semplici esercizi. Questo è il motivo per cui il secondo libro di questa serie è stato dedicato all'allenamento della memoria e del cervello. Ed è anche il motivo per cui ho inserito in questo libro alcuni esercizi e giochi di memoria. Una volta fatti questi, acquisirai l'esperienza di avere una memoria rafforzata attraverso alcune semplici tecniche.

Una volta che questo accade, la tua convinzione che è collegata al tuo cervello e produce il pensiero subconscio nella tua mente, quello relativo alla tua incapacità di migliorare la tua memoria, si indebolisce solo un po'. È qui che entra in gioco la ripetizione. Martella ripetutamente il messaggio che puoi migliorare la tua memoria, poiché è una competenza che costruirà un'altra rete neurale e semplicemente disattiverà quella vecchia. Il modo per farlo è continuare a praticare gli esercizi di sviluppo della memoria in questo libro e negli altri due libri di questa serie.

Le tue convinzioni intrinseche sono il motivo per cui potresti non aver visto alcun miglioramento delle tue capacità di memoria se hai provato ogni sorta di giochi e astuzie in passato. Oppure, come è molto più comune, potresti aver visto dei miglioramenti ma poi semplicemente hai smesso di lavorarci e hai sperimentato una regressione. Forse sei diventato pigro o non hai voglia di continuare. Perché pensi che sia successo?

Era semplicemente il tuo subconscio che affermava le vecchie credenze su quelle nuove, e il cervello che esercitava la vecchia rete neurale al posto di quella nuova e così, sei tornato ai tuoi vecchi schemi. Finché questa convinzione è presente nella tua mente subconscia, non vedrai un miglioramento duraturo. Ecco un semplice test: con gli esercizi che ti ho mostrato in questo libro e le tecniche, come il chunking, il metodo dei collegamenti, il pegging ecc., è possibile per te entrare in una stanza piena di persone, diciamo un centinaio, e memorizzare tutti i loro nomi e cognomi e poi raccontarli a tutti alla fine della serata.

Pensi che sia impossibile? Ti sembra improbabile? Bene, proviamo invece questo: con la pratica continua, con un corretto allenamento e disciplina e un po' di talento, è possibile che un ragazzo alla fine giochi in Serie A. Questa affermazione non sembra improbabile, vero? Eppure, la precedente te l'ha fatta sembrare. Perché dovrebbe? Sto parlando della stessa cosa, che è lo sviluppo di abilità. Quali sono le tue convinzioni riguardo al miglioramento della memoria alla luce di queste affermazioni?

Mentre hai letto quelle affermazioni, probabilmente una piccola voce nella tua testa ti ha sussurrato: "è possibile per le persone, ma non per me". Questo è un piccolo interessante sottoinsieme della tua mente subconscia che ora esamineremo.

Mente Inconscia

La mente inconscia è una cosa estremamente interessante. L'opinione è divisa sul fatto che esista come entità separata o che sia un sottoinsieme completo della mente subconscia (Hanson e Mendius, 2009).

L'esatta natura di questo non ci riguarda. Al contrario, siamo più interessati alle funzioni di questa parte della nostra mente. La mente inconscia è quella parte di noi che ha registrato tutti i dati, non immediatamente disponibili alla coscienza, ma immagazzinati formando una raccolta delle nostre credenze su noi stessi, che determinano gran parte di ciò che siamo.

Chi siamo noi? Come siamo? Che cos'è "io"? Se la mente subconscia determina tutto ciò che accade nella nostra realtà, allora l'inconscio determina molte credenze che esistono nella mente subconscia.

Le nostre identità e le nostre immagini di noi stessi si formano in giovane età e, a meno che non sperimentiamo condizioni traumatiche più avanti nella vita o una grave lesione cerebrale, rimangono praticamente invariate (Hanson e Mendius, 2009).

Questo non vuol dire che le nostre immagini di noi stessi non cambiano mai. C'è una ulteriore sfumatura che si aggiunge man mano che invecchiamo e comprendiamo meglio le cose. Tuttavia, le fondamenta profonde delle nostre personalità si formano prima dei sette anni ed è attraverso questo prisma che vediamo tutto ciò che ci circonda. Pertanto, se sei cresciuto in un ambiente che privilegiava il mondo accademico rispetto allo sport, finirai per credere che lo sport come carriera non possa mai equivalere a qualcosa di serio. Per sostenere questa immagine di te stesso, svilupperai ulteriori convinzioni all'interno del tuo subconscio. Credenze come quella che il baseball è in grado di causare danni al viso. Le tue azioni saranno in linea con questa convinzione e indovina cosa succede? Prenderai una palla da baseball proprio sul tuo naso; e questo rafforzerà la tua convinzione.

La nostra percezione della realtà modella le nostre credenze. Queste credenze modellano le nostre azioni e le nostre azioni determinano i nostri risultati.

Le nostre credenze sono plasmate dalle nostre immagini di noi stessi. Questo è il motivo per cui non è sufficiente cambiare alcune convinzioni a livello superficiale per realizzare cambiamenti duraturi. È necessario scavare in profondità e cambiare effettivamente la propria immagine di sé e di chi si è.

Questo è quello di cui mi occupo principalmente, potenzio le menti delle persone attraverso anche una riprogrammazione mentale. La maggior parte dei programmi di riprogrammazione mentale fallisce perché mette in secondo piano il ruolo cruciale che svolge il potenziamento mentale. Ma fortunatamente questo è quello in cui sono specializzato. Aiuto le persone a potenziare le loro menti nel minor tempo possibile.

Studio la mente dal 2003 e nel corso degli anni ho creato un protocollo con potenti strategie, metodi avanzati e nuovi modi di pensare e agire, per aumentare la capacità di raggiungere obiettivi personali e professionali e per elevare le performance a livelli straordinari.

L'ho chiamato **Il Protocollo Zeloni Magelli** e anno dopo anno sta diventando il percorso di riferimento a livello europeo per il potenziamento mentale. E la cosa che mi gratifica più di tutte non è solo il riconoscimento di alcuni colleghi e formatori, ma le attestazioni di stima che ricevo giornalmente dai miei studenti.

Tornando alla tua memoria, se pensi a te stesso come a qualcuno che non ha una buona memoria o che è smemorato, non devi preoccuparti di cambiare le credenze in superficie che derivano da questa immagine di sé. Invece, attaccando la causa alla radice, che è la tua identità, disattiverà tutta una serie di credenze dipendenti. Questa è una cosa sia buona che cattiva.

La cosa buona è che non hai bisogno di scansionare tutta la tua mente alla ricerca di ogni singola credenza nella tua testa. Devi solo concentrarti su una cosa. Puoi sviluppare una memoria straordinaria. La cattiva notizia è che se hai la convinzione che la memoria non sia un'abilità, indica forse un problema più grande dentro di te.

Se questa tua convinzione è molto forte, ci vorrà del tempo per sradicarla e avrai bisogno di pazienza e molta ripetizione insieme a delle emozioni.

Molte persone credono che il talento sia in qualche modo essenziale per avere successo. Questo semplicemente non è vero. Più di ogni altra cosa, è il duro lavoro che determina il successo. Nel suo libro Mindset, la dottoressa Carol Dweck descrive in modo dettagliato come le persone di talento alla fine non siano all'altezza di quelli che lavorano sodo (Dweck, 2012).

Il talento determina casi marginali. Ad esempio, il fenomeno, il calciatore Ronaldo Luís Nazário de Lima, anche quando si allenava poco ed era fuori forma faceva ugualmente la differenza. Oppure, puoi lavorare più duramente che puoi, più di chiunque altro al mondo, ma nelle finali maschili dei 100 metri olimpici, è improbabile che tu corra più veloce di Usain Bolt nel suo apice, che era un mostro genetico che capita una volta nella vita, in possesso di un grande telaio che gli dava una falcata più lunga e l'abilità esplosiva di qualcuno molto più basso.

Alcune persone sono solo più fortunate di altre, non si può negare. Tuttavia, questo non significa che puoi correre per le Olimpiadi. Il duro lavoro vincerà sempre su qualcuno che ha talento ma non lavora così tanto. Questo è molto evidente quando ascolti una persona di successo (Dweck, 2012).

Leggi con attenzione queste parole di una celebre pubblicità. Questo è il monologo di Micheal Jordan:

"*Forse è colpa mia. Forse vi ho fatto credere che fosse facile, mentre non lo era affatto.*

Forse vi ho fatto credere che le mie migliori azioni iniziassero sulla linea del tiro libero e non in palestra.

Forse vi ho fatto credere che ogni tiro che ho fatto fosse vincente, che il mio gioco fosse basato sulla velocità e non sulla fatica.

Forse ho sbagliato a non farvi accorgere che ogni mio fallimento mi ha dato forza e che il mio dolore è stata la mia motivazione.

Forse vi ho lasciato credere che il basket fosse un dono di Dio e non qualcosa per il quale ho lottato ogni singolo giorno della mia vita.

Forse ho distrutto il gioco, o forse, state solo cercando delle scuse."

Rifletti anche su queste parole di Michelangelo Buonarroti:

"Se la gente sapesse quanto duramente ho dovuto lavorare per raggiungere tanta maestria, la mia arte non sembrerebbe poi così meravigliosa."

Il motivo per cui sto menzionando tutto questo è per convincerti del fatto che la memoria è un'abilità che può essere appresa e che non esiste una cosa come nascere con un talento nel ricordare le cose. Ora, qualcuno potrebbe avere un talento marginale in questo ambito, ma questo non importa. A meno che tu non abbia avuto una lesione cerebrale significativa, la differenza è trascurabile. Con il lavoro, anche tu puoi possedere eccellenti capacità di memorizzazione.

Pertanto, puoi vedere come la mente subconscia gioca un ruolo importante nel determinare la tua capacità di credere nella tua capacità di ricordare le cose. In altre parole, è la fondamenta del tuo palazzo mentre le tue capacità di memorizzazione sono una stanza all'interno, una tra le tante.

Assicurati che le tue fondamenta siano forti e tutto il resto andrà in linea. Quindi, come puoi allenarti e rafforzare il tuo subconscio?

Addestrare il Subconscio

L'allenamento del subconscio richiede di applicare i principi dell'apprendimento che abbiamo esaminato nel primo capitolo: emozioni, ripetizione e intenzione. C'è anche il focus, ma questi tre insieme determinano il tuo livello di concentrazione in modo che venga curato lungo il percorso.

Esistono una varietà di metodi che vanno dall'ipnosi alle affermazioni per addestrare il tuo subconscio, qui, condividerò alcune potenti tecniche che funzioneranno.

Meditazione

Questa prima tecnica è probabilmente la migliore. La meditazione esiste da sempre e fin dai tempi antichi è stata prescritta come il miglior esercizio per il cervello. È una antichissima e universale pratica fondamentale per aumentare le proprie prestazioni sotto ogni livello, sia mentali che fisiche.

Ormai numerosi studi hanno confermato come questo processo interiore riassesta le capacità del cervello a vari livelli per portarti ad una sensazione di grande equilibrio e benessere.

La meditazione non solo rafforza la mente, ma la calma anche radicalmente e la tua capacità di classificare le cose nel giusto ordine d'importanza aumenterà enormemente. (Hanson and Mendius, 2009).

La meditazione cambia letteralmente il tuo cervello. Praticandola, ricablerai le tue reti neurali poiché ciò che stai effettivamente facendo è cambiare i tuoi schemi di pensiero.

Esistono molte forme di meditazione,
dall'osservazione del respiro all'aumento della
temperatura interna del corpo (Foreman, 2015).

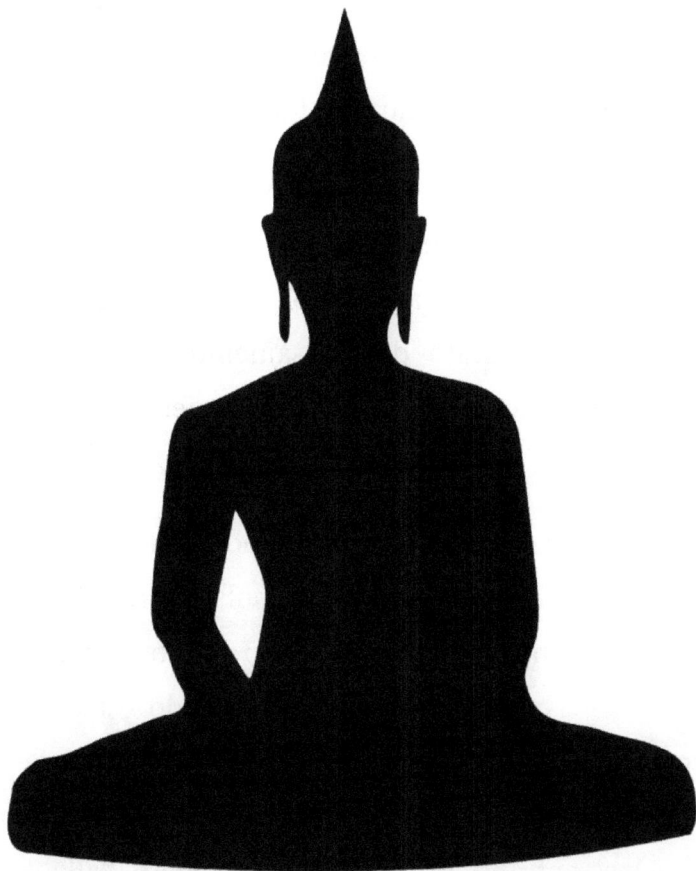

Non c'è bisogno di diventare un monaco per
meditare. Viene affrontata al meglio in modo

graduale. Se ti stai avvicinando per la prima volta all'argomento può sembrarti tutto difficile, ma non lo è. Comincia a trovare una posizione comoda, spontanea, in modo da raggiungere un bel grado di rilassamento e di abbandono. Non esiste una posizione più o meno giusta, esiste la posizione giusta per te!

Può aiutarti creare un giardino mentale dove poterti rifugiare per ritrovare la pace e la tranquillità assoluta, uno stato di rilassamento intenso e di benessere che ti permette di aumentare la tua energia.

Non pensare a quello che fai, chiudi gli occhi, rilassa le braccia, il corpo, concentrati sul respiro e lasciati andare. Abbassa il tuo controllo mentale, rallenta tutti i tuoi processi, alternando fasi di concentrazione e fasi di distrazione per ascoltare le conversazioni del tuo silenzio. Noterai che i tuoi pensieri entrano ed escono liberamente dalla tua testa e avvertirai una bella sensazione di tranquillità e ordine. Ti sentirai molto rilassato.

Meditare ristabilisce in termini di equilibrio e armonia il funzionamento del tuo cervello e del tuo umore grazie anche alla dopamina e la serotonina. Ti aiuta a calmare in maniera efficacie per focalizzarti sulle tue priorità ed utilizzare il tuo cervello al meglio. Ti aiuta anche a lasciare andare tutto quello che ti appesantisce, che ti rallenta, che ostacola il tuo vero essere.

Questa naturalmente è solo una breve introduzione alla meditazione. Una volta fatto un po' di esercizio con le basi, dovresti scegliere una particolare pratica di meditazione e seguirla.

Le pratiche più seguite sono quelle di Samatha e Vipassana. Anche se gli obiettivi principali di entrambe sono diversi e le loro tecniche differiscono, in realtà, non vi è alcun enorme vantaggio dell'una rispetto all'altra. Basta sceglierne una e iniziare a impararla, preferibilmente da un insegnante qualificato. Quest'ultima tecnica rafforza la tua concentrazione ma questo non significa che Vipassana la danneggerà o non la svilupperà, quindi non preoccuparti dei loro obiettivi specifici.

Comincia da una, ma poi cerca di apprendere più discipline possibili per completare e consolidare la tua crescita mentale e personale.

Ci sono anche forme religiose di meditazione e se ti senti a tuo agio con loro, sentiti libero di andare avanti con queste. Ancora una volta, il punto è esercitare e controllare la tua mente e, quindi, ricablare le tue credenze. Questo va ben oltre il semplice miglioramento della memoria come puoi immaginare.

Visualizzazione

Ho già accennato degli enormi vantaggi della visualizzazione in precedenza. Il nostro cervello non è in grado di distinguere tra pensieri immaginati e reali. Quindi, perché non usare questo a tuo vantaggio per cambiare le tue convinzioni?

Perché non visualizzarti di fronte alle persone, abbagliandole con le tue capacità mnemoniche? Immagina di ricordare il nome di tutti e di ricordare i loro nomi nonostante li hai incontrati una sola volta e poi li hai rivisti dopo qualche anno. La tua immagine di te stesso gioca un ruolo importante in questo processo così come le emozioni.

L'effetto dell'emozione è abbastanza facile da capire a questo punto. Concentrando l'attenzione su quanto siano buone queste capacità di memoria, darai al tuo cervello un ulteriore incentivo a incorporare queste immagini nella tua memoria a lungo termine e quindi influenzare la tua immagine di te stesso. Tuttavia, l'immagine di te stesso non si limiterà a prenderla alla leggera.

Se le tue immagini sono grandiose fin dall'inizio, puoi aspettarti sicuramente che quella voce dietro la tua testa ti dica "questa è una bischerata". Ti convincerà che tutta questa roba di visualizzazione è solo un'idiozia spirituale e stai meglio come sei. Non sei già a tuo agio? Allora perché cambiare qualcosa?

Questa è, ovviamente, la tua mente che si esprime grazie alle vecchie reti neurali attivate nel tuo cervello. La soluzione a tutto questo è semplicemente dare dei piccoli morsi alla mela. Quindi non iniziare con l'immagine di te che abbagli tutti, ma inizia con te stesso che svolgi con successo i tuoi compiti pratici e a vedere un miglioramento. Non deve essere un miglioramento enorme, basta un piccolo miglioramento.

Questa è una foto credibile per l'immagine di te stesso e in questo modo puoi cambiare i tuoi pensieri. Aumentando lentamente il grado delle tue imprese nelle immagini mentali e accompagnandole con forti emozioni positive, alla fine cambierai le tue convinzioni su te stesso.

Devi capire che la prima capacità per creare qualsiasi cosa è la capacità di immaginazione. Infatti le persone che ottengono successi straordinari hanno la grande dote di saper visualizzare. Hanno la capacità di creare esaltanti immagini di sé stessi e del proprio futuro.

È stato dimostrato che se non riesci a vedere nella tua mente un certo scenario futuro, sarà poi molto difficile che tu sia in grado di realizzarlo davvero. Se ci pensi bene tutte le grandi imprese, le grandi invenzioni e le grandi innovazioni della storia sono nate prima nella mente di qualcuno, hanno avuto origine da una immagine mentale di qualche persona.

Ad esempio i grandi geni del passato avevano la capacità di pensare in grande e creavano le loro invenzioni prima nella loro mente e poi nella realtà. Sono riusciti a trasformare in realtà quelli che per molti erano sogni impossibili, per il semplice fatto di averli prima immaginati.

Rifletti, ciò che hai raggiunto nella tua vita, lo avevi prima raggiunto nella tua mente, tutto viene prima pensato e poi realizzato. Prima si fa il progetto, e poi la costruzione, prima si concepisce l'immagine e poi si compie delle azioni per trasformare l'immagine in realtà.

Questo è uno dei segreti dei più grandi uomini e delle più grandi donne di successo del mondo. Diventare la persona che immagini di essere. Imparare a usare l'immaginazione per creare immagini del tuo futuro e saperle poi gestire, ti permette di diventare artefice del tuo destino.

Leggi con molta attenzione, più volte, queste parole di Jack Nicklaus, considerato da molti uno dei più grandi golfisti di tutti i tempi:

"Non tiro mai un colpo, nemmeno in allenamento, senza avere in testa un'immagine molto nitida e a fuoco. È come un film a colori. Prima di tutto 'vedo' la palla dove voglio che finisca, bella e bianca e che si posiziona in alto sull'erba verde brillante.

Poi la scena cambia rapidamente e 'vedo' la palla che va lì; il suo percorso, la sua traiettoria, la sua forma, persino il suo comportamento all'atterraggio. Poi c'è una sorta di dissolvenza, e la scena successiva sono io mentre faccio il tipo di swing che trasformerà le immagini in realtà."

Non voglio trasmettere il messaggio che basta la visualizzazione per far accadere le cose e ottenere i cambiamenti desiderati nella vita. Perché è necessario lavorare molto su stessi, ricorda le parole di Michelangelo e di Micheal Jordan. Ma la visualizzazione è molto importante per raggiungere i nostri obiettivi.

Elimina le tue immagini mentali di insuccesso e sostituiscile con immagini mentali di successo. Cambierai i tuoi stati d'animo per affrontare le tue sfide. La tua lucidità mentale sarà diversa e quindi accederai a risorse diverse. Attuerai dei comportamenti diversi e raggiungerai i tuoi obiettivi in maniera più efficace.

Affermazioni

Le affermazioni sono solo espressioni per parlare di sé in modo positivo. Purtroppo per molti, sono necessarie perché tendono a indulgere in discussioni interiori estremamente negative. Molto di questo deriva dal loro subconscio e inconscio. Una cattiva immagine di sé porta a molti discorsi dannosi e si traduce in un'esistenza miserabile.

Le affermazioni, positive o negative, sono quindi una funzione della tua immagine di te stesso. Per questo motivo molte di esse non funzionano per le persone. Non è semplicemente sufficiente ripetere a sé stessi un numero di messaggi positivi. Se la tua immagine di te stesso ti sembra falsa, la rifiuterai interiormente, proprio come rifiuteresti immagini grandiose (Hanson and Mendius, 2009).

Quindi, quando si tratta di parlare di sé in modo positivo, è necessario implementare l'approccio dei piccoli morsi insieme a un altro elemento cruciale. Le tue dichiarazioni devono essere al tempo presente e scritte come se le avessi già realizzate. Proprio come il modo in cui le tue immagini mentali convincono il tuo cervello che tutto ciò che stai visualizzando sta realmente accadendo o è successo, scrivere cose al tempo presente aiuta a convincere il tuo cervello che il tuo risultato è reale.

Pertanto, assicurati di scalare le tue affermazioni. Come si determina da dove iniziare? Bene, è qui che la meditazione è di grande aiuto. La meditazione ti darà una acuta consapevolezza su quali pensieri fluttuano nella tua mente e quando reciti le tue affermazioni, se senti una sorta di rifiuto negativo o senti che non è vero o è una sciocchezza, devi abbassare un po' i toni.

In alcuni casi, in modo piuttosto deprimente, potrebbe essere necessario abbassarli fino a zero. Vale a dire che le tue dichiarazioni si tradurranno in una celebrazione dell'assenza di un negativo invece della presenza di un positivo. Questo va benissimo. Anche in questo caso, proprio come le mappe mentali, è una cosa personale, quindi non preoccuparti.

La combinazione di queste tre tecniche ti darà risultati enormi per quanto riguarda il cambiamento delle tue convinzioni e per mettere il tuo cervello in una situazione migliore in modo da aiutare le tue capacità di memorizzazione.

Ci vorrà lavoro e pazienza, ma nel tempo, con disciplina, vedrai alcuni cambiamenti reali nella tua capacità di svolgere qualsiasi compito desideri. Il subconscio è estremamente potente e la cosa buona è che si può controllare perfettamente. Non ha la capacità di rifiutare ciò che gli dai e, quindi, assicurati di alimentarlo solo con immagini mentali e dichiarazioni positive.

Questo conclude il nostro sguardo su come puoi utilizzare il potere della tua mente subconscia per migliorare la salute generale del tuo cervello e coinvolgere meglio le tue facoltà creative. Molto di tutto questo richiederà tempo, ma rimarrai sorpreso da quanto presto riuscirai a far funzionare le cose con una pratica costante. La chiave di tutto ciò, come sempre, è la ripetizione.

Se vuoi un aiuto davvero efficace per potenziare la tua mente e per raggiungere gli obiettivi che vuoi, ricorda il Protocollo Zeloni Magelli. Potenzierò la tua mente, nel minor tempo possibile.

Una memoria migliore,

un migliore te

Quindi eccoci alla fine. Lungo questo percorso, hai appreso di fatti biologici e tecniche pratiche, insieme ad alcune tecniche inaspettate che miglioreranno non solo le tue capacità mnemoniche ma anche la salute generale del tuo cervello. Oltre alle tecniche, agli esercizi e ai giochi descritti in dettaglio negli altri due libri di questa serie, dovresti avere un quadro completo di come la memoria, l'apprendimento e i processi biologici del cervello si legano tra loro.

Ricorda sempre le chiavi dell'apprendimento, che sono il focus, la ripetizione, l'intenzionalità e l'emozione. Il focus è qualcosa che scaturisce dall'attuazione delle altre tre. Mentre puoi praticare esercizi di concentrazione a sé stanti, il modo migliore per sviluppare il focus è lasciare che giunga in modo naturale. Cioè, se sei interessato a quello che stai facendo, ti focalizzerai da solo.

Sono le cose che non ti interessano che rendono difficile la tua concentrazione. Un'altra ragione per cui le persone hanno difficoltà a concentrarsi sulle cose che amano fare è che il loro cervello è stanco e ha bisogno di riposo. In molti tendono a prendere il benessere e la salute mentale con meno serietà di quanto meriti e questo è un peccato.

Il mio pensiero è, che è qui che entra in gioco l'intenzionalità. Ho parlato abbastanza di emozione e ripetizione, quest'ultima è abbastanza ovvia, ma l'intenzionalità è un concetto più elusivo e si potrebbe pensare, a ragione, che l'intenzionalità dovrebbe essere messa sotto l'ombrello della concentrazione. Ebbene, in questo contesto l'intenzionalità si riferisce ai tuoi obiettivi di stile di vita e alla definizione delle tue priorità.

Qual è l'intenzione dietro le molte attività che scegli di svolgere? Probabilmente, vai a lavorare ogni giorno e sopporti la grande quantità di stress che ne deriva. Qual è la tua intenzione dietro a fare tutto questo? Almeno lo sai? Potresti aver intrapreso il tuo lavoro con delle intenzioni in mente, ma sono ancora valide adesso?

Queste sono domande importanti perché molte persone si ritrovano a scambiare il fine con il mezzo. Vorrebbero realizzarsi con un lavoro, migliorare la loro salute, avere più tempo libero, avere più soldi ed avere delle relazioni migliori. Ma per effetto di un paradosso la maggior parte di loro si ritrova senza tempo, senza soldi con un forte stress ed in solitudine.

Fermati a pensare. Quello che stai facendo ti sta allontanando o avvicinando ai tuoi obiettivi? Queste sono domande importanti che è necessario valutare in modo da premiare il rischio. Ogni azione che fai mette un carico cognitivo sul tuo cervello e potrebbe causarti stress se non fai quello che ti piace. Se stai affrontando questo stress per una buona ragione, è giustificabile, ma aggiungere stress senza una ragione valida è un metodo infallibile per una vita miserabile. In poche parole, sarai troppo stanco per fare qualsiasi altra cosa, dal momento che tali attività richiedono una maggiore energia.

Ad esempio, crescere un figlio potrebbe essere una delle cose più stressanti che farai nella tua vita. Tuttavia, quasi tutti i genitori concordano sul fatto che lo stress ne sia valsa la pena. Le persone diranno la stessa cosa del proprio lavoro? Improbabile. Vedi, i fattori dello stile di vita vanno oltre ciò che stai facendo in questo momento. Devi guardare anche a quello che farai in futuro.

Ricorda che il tuo cervello si deteriorerà e non diventerà più giovane o magicamente più sano se non fai niente. Come detto in precedenza, tutto ciò di cui ho parlato in questi tre libri funziona per mantenere migliore la salute del tuo cervello. Alla fine, nessuno di noi ha una possibilità contro il tempo. Sebbene ci sono molte abilità che si possono migliorare fino a 70 anni e in molti campi più si cresce e più si migliora, vedi l'esperienza.

Pertanto, è della massima importanza dare priorità alla salute e al benessere del cervello e considerare lo stress e la negatività (che causano molto stress indesiderato attraverso la paura), come nemici mortali. È fondamentale utilizzare il maggior numero possibile di ausili per aiutare la salute generale insieme a quella del cervello. Fai in modo che la tua intenzione sia quella di fare le cose che siano il più possibile gentili con te e che abbiano una ricompensa maggiore dello stress che ti impegni a portare a termine.

Non fraintendere questa frase. Non ti sto dicendo di vivere una vita senza rischi, altrimenti non ci sarebbe crescita. Affrontare nuove sfide fa bene al cervello, e dietro le grandi sfide si celano grandi ricompense.

Tutto ciò che ti ho dato finora farà questo e molto di più. Ma ci sono altri due modi per rinforzare le informazioni e imparare meglio. Questi sono l'uso della musica e della scrittura. La musica può generare più emozioni di praticamente tutto il resto in questo mondo.

Si parla molto di quale tipo di musica sia la migliore per il cervello umano e molti di questi risalgono alle teorie delle onde cerebrali. Si dice che la musica classica barocca stimoli le onde alfa all'interno del cervello e aiuti a imparare e ad espandere le reti neurali del cervello. Ora, come con molte tecniche di miglioramento della memoria basate sulle onde cerebrali, la ricerca credibile è quasi inesistente con queste teorie (Ball, 2011).

Attualmente ci sono molti tipi di musica venduti in commercio che sono marchiati come "aiuti al rilassamento". Tuttavia, le affermazioni secondo cui la musica può indurre un rilassamento psicologico e fisico sono raramente convalidate su base empirica (Lee-Harris et al., 2018).

Ad esempio si parla spesso della musica meditativa o dei battiti binaurali, ma questi suoni funzionano meglio della musica classica? Dipende. La musica meditativa e i battiti binaurali possono contribuire efficacemente al rilassamento, ma in modo diverso a seconda dell'età (Lee-Harris et al., 2018).

Quello che sto cercando di dirti è che non c'è una scienza che dimostra che una musica è migliore di un'altra. Invece di preoccuparti del tipo di musica migliore, perché non concentrarsi solo sul tipo di emozione che la musica crea dentro di te.

Ascoltiamo diversi tipi di musica per diversi motivi. A volte, ascoltiamo determinati brani quando siamo giù e abbiamo bisogno di una spinta; a volte ascoltiamo un repertorio particolare quando siamo felici e vogliamo gioire. Poi ci sono le note che ci cullano per dormire la notte.

Invece di concentrarti sul genere musicale, concentrati sull'emozione che suscita in te. Ora, i brani che ti fanno sentire meglio quando sei giù potrebbero sembrare una buona scelta, ma a lungo andare, questo tipo di ascolto musicale non fa altro che rafforzare che le cose vanno male.

Se ti ritrovi ad ascoltare la musica in questo modo per la maggior parte del tempo, la colpa non è della musica, ma è solo un sintomo che qualcosa deve essere sistemato nella tua vita.

Il miglior tipo di musica da ascoltare è quello che ti aiuta a gioire e ti mette di buon umore. Scoprirai che tale musica viene ascoltata dalla maggior parte delle persone quando sono già di buon umore.

Pertanto, l'obiettivo o l'intenzione qui non è usare la musica in qualche modo magico, ma semplicemente di sforzarsi di sentirsi bene per la maggior parte del tempo.

Sentirsi bene non significa rifiutare le emozioni di tristezza o di ansia. Questi si manifestano naturalmente e c'è un'ottima ragione per questo, quindi non commettere l'errore di invalidarle.

Tuttavia, sforzati di rendere le cose il meglio possibile. Se sei triste, non cercare di rifiutare la tristezza e non iniziare a saltare di gioia. Invece, mira a far sentire la tristezza meno triste e risali la scala fino a raggiungere la neutralità e poi la felicità. Piccoli morsi, ricordi?

Potresti usare la musica come ausilio alla memoria, come descritto nei libri precedenti di questa serie come dispositivo mnemonico. Tuttavia, ricorda di usare il potere trasformativo della musica a tuo favore.

La scrittura è un altro ottimo strumento. Pensa alla scrittura come uno scarico per le tue emozioni negative e semplicemente scaricale sulla carta. Non censurarti o mettere un freno al flusso di pensieri una volta che ti sei messo in moto. Tuttavia, proprio come con la musica, se scopri che stai usando la scrittura in questo modo per la maggior parte del tempo, c'è qualcosa di sbagliato che devi correggere e la tua intenzionalità non è orientata a favore del vivere bene ed essere gentile con te stesso.

La memoria è molto importante, se non riuscissimo a memorizzare le nostre esperienze, le emozioni, le persone, le parole e i numeri, non saremo capaci di pensare. Ricordare è un'arte che può essere appresa da chiunque. Tutti possono sviluppare la propria memoria individuale.

Il cervello umano è una macchina estremamente potente e ci sono ancora tante cose da scoprire. Quello che sappiamo è che è più potente di quanto sappiamo e dobbiamo smettere di sabotare i suoi sforzi ponendo su di esso le nostre preoccupazioni quotidiane e banali.

Quindi la strada da percorrere e la tua intenzione mirata è chiara: sii gentile con te stesso. Dai la priorità al tuo benessere. Seguirà tutto il resto, compresa la super memoria.

UPGRADE YOUR MIND -> zelonimagelli.com

UPGRADE YOUR BUSINESS -> zeloni.eu

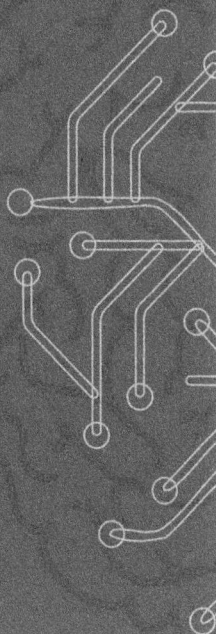

MEM RIA FOTOGRAFICA

Tecniche di Memoria di Base e
Avanzate per Migliorare la Memoria
-
Tecniche Mnemoniche e Strategie
per Migliorare la Memorizzazione

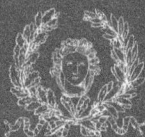

EDOARDO
ZELONI MAGELLI

EDOARDO ZELONI MAGELLI

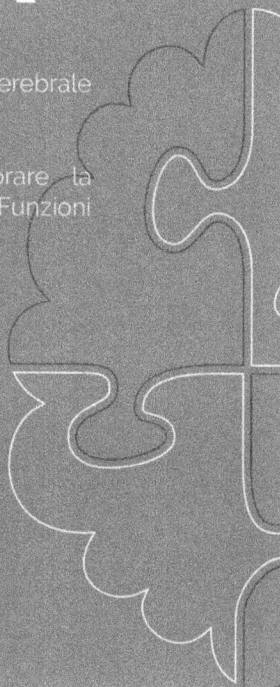

ALLENAMENTO PER LA MEMORIA

Giochi di Memoria e Allenamento Cerebrale
per Prevenire la Perdita di Memoria
-
Allenamento Mentale per Migliorare la
Memoria, la Concentrazione e le Funzioni
Cognitive

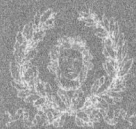

EDOARDO
ZELONI MAGELLI

Riferimenti bibliografici

Adegbuyi, F. (2019). *Deep Work: The Complete Guide (including a step-by-step checklist)*. [online] Ambition & Balance. Retrieved July 7, 2019, from https://doist.com/blog/complete-guide-to-deep-work/

Alharbi, Mudi H. and Lamport, Daniel J. and Dodd, Georgina F. and Saunders, Caroline and Harkness, Laura and Butler, Laurie T. and Spencer, Jeremy P. E. (2016). Flavonoid-rich orange juice is associated with acute improvements in cognitive function in healthy middle-aged males. *European Journal of Nutrition*, 55 (6). pp. 2021-2029. ISSN 1436-6215

American Addiction Centers. (2019). *Depression, Anger, and Addiction: The Role of Emotions in Recovery and Treatment*. Retrieved July 7, 2019, from https://americanaddictioncenters.org/co-occurring-disorders/emotions-in-recovery-and-treatment

Ball, P. (2011). *The music instinct*. London: Vintage Books.

Bryant, J. (2016) *An Investment In Knowledge Pays The Best Interest*. Retrieved April 14, 2020, from https://selfmadesuccess.com/about-justin-bryant/

Buzan, T., Buzan, B. (1996). *The mind map book*. New York: Plume.

Debono M, Ghobadi C, Rostami-Hodjegan A, Huatan H, Campbell MJ, Newell-Price J, Darzy K, Merke DP, Arlt W, & Ross RJ (2009). Modified-release hydrocortisone to provide circadian cortisol profiles. *The Journal of clinical endocrinology and metabolism,* 94 (5), 1548-54.

Dweck, C. (2012). *Mindset*. [Kennett Square, PA]: Soundview Executive Book Summaries.

Farnam Street. (2019). *The Buffett Formula: Going to Bed Smarter Than When You Woke Up*. Retrieved July 7, 2019, from https://fs.blog/2013/05/the-buffett-formula/

Foreman, C. (2015). *Revealing the Secrets of Tibetan Inner Fire Meditation* Retrieved July 7, 2019, from https://www.thewayofmeditation.com.au/revealing-the-secrets-of-tibetan-inner-fire-meditation

Grant, A. (2016). *Originals*. 1st ed. [S.l.]: Penguin Publishing Group.

Hanson, R. and Mendius, R. (2009). *Buddha's brain*. Oakland, CA: New Harbinger Publications.

Human-memory.net. (2019). *Memory Encoding - Memory Processes - The Human Memory*. Retrieved July 7, 2019, from http://www.human-memory.net/processes_encoding.html

Ifc.unam.mx. (2019). *A Brief Introduction to the Brain: Themes*. Retrieved July 7, 2019, from http://www.ifc.unam.mx/Brain/segunda.htm

Ifc.unam.mx. (2019). *A Brief Introduction to the Brain: Neural Nets*. Retrieved July 7, 2019, from http://www.ifc.unam.mx/Brain/nenet.htm

Jennings, K. (2017). *11 Best Foods to Boost Your Brain and Memory*. Healthline. Retrieved July 7, 2019, from https://www.healthline.com/nutrition/11-brain-foods#section1

Kubala, J. (2019). *6 Ways Added Sugar Is Fattening*. Healthline. Retrieved July 7, 2019, from https://www.healthline.com/nutrition/does-sugar-make-you-fat

Lee-Harris, G. Timmers, R. Humberstone, N. Blackburn, D. (2008) Music for Relaxation: A Comparison Across Two Age Groups. *Journal of Music Therapy*, Volume 55, Issue 4, Winter 2018, Pages 439–462.

Lucarelli, G. (2015) *La verità, vi prego, su emisfero destro, emisfero sinistro e creatività*. Retrieved July 7, 2019, from http://www.giovannilucarelli.it/wordpress /2015/06/verita-emisfero-destro-emisfero-sinistro/

Musial, C., Kuban-Jankowska, A., Gorska-Ponikowska, M. (2020). Beneficial Properties of Green Tea Catechins. *International Journal of Molecular Sciences* 21(5):1744

March 2020.

Newport, C. (2016). *Deep work*. 1st ed. Little Brown book Group.

Newsonen, S. (2014). *Why Do You Find It so Hard to Not Multitask?*. Psychology Today. Retrieved July 7, 2019, from https://www.psychologytoday.com/intl/blog/the-path-passionate-happiness/201405/why-do-you-find-it-so-hard-not-multitask

Novella, S. (2017). *Brain Wave Pseudoscience*. [online] Sciencebasedmedicine.org. Retrieved July 7, 2019, from https://sciencebasedmedicine.org/brain-wave-pseudoscience/

TalentSmart. (2019). *Emotional Intelligence (EQ) | The Premier Provider - Tests, Training, Certification, and Coaching.* TalentSmart. Retrieved July 7, 2019, from https://www.talentsmart.com/articles/Multitasking-Damages-Your-Brain-and-Your-Career,-New-Studies-Suggest-2102500909-p-1.html

Wax, D. (2019). *Writing and Remembering: Why We Remember What We Write*. Lifehack. Retrieved July 7, 2019, from: https://www.lifehack.org/articles/featured/writing-and-remembering-why-we-remember-what-we-write.html

Xiaochen Lin, Isabel Zhang, Alina Li, JoAnn E Manson, Howard D Sesso, Lu Wang, Simin Liu (2016). Cocoa

Flavanol Intake and Biomarkers for Cardiometabolic Health: A Systematic Review and Meta-Analysis of Randomized Controlled Trials. *The Journal of Nutrition,* Volume 146, Issue 11, November 2016, Pages 2325–2333.

Zamora-Ros R, Forouhi NG, Sharp SJ, González CA, Buijsse B, Guevara M, van der Schouw YT, Amiano P, Boeing H, Bredsdorff L, Clavel-Chapelon F, Fagherazzi G, Feskens EJ, Franks PW, Grioni S, Katzke V, Key TJ, Khaw KT, Kühn T, Masala G, Mattiello A, Molina-Montes E, Nilsson PM, Overvad K, Perquier F, Quirós JR, Romieu I, Sacerdote C, Scalbert A, Schulze M, Slimani N, Spijkerman AM, Tjonneland A, Tormo MJ, Tumino R, van der A DL, Langenberg C, Riboli E, Wareham NJ. (2013). *The association between dietary flavonoid and lignan intakes and incident type 2 diabetes in European populations: the EPIC-InterAct study. Diabetes Care. 2013 Dec;36(12):3961-70. doi: 10.2337/dc13-0877. Epub 2013 Oct 15.*